U0269335

母乳喂养指导师实践入门手册

MURU WEIYANG ZHIDAOSHI SHIJIAN RUMEN SHOUCE

主 编 张 超
副主编 孙海慧 杨 婷 于 梅

河南科学技术出版社

郑 州

内容提要

本书是专为从事母乳喂养指导相关工作者编写的学习用书。全书共11章，分别从母乳指导师职业道德、职业形象、职业准则、职业技巧，母乳喂养基础知识，母乳喂养技术方法，哺乳期妇女及婴儿营养，婴儿生长发育常识，孕产妇与婴幼儿心理特点，婴幼儿辅食制作，婴幼儿常见疾病与母乳喂养等方面进行了系统讲解，每个章节均配有考核单元，用于自测学习效果。本书可作为专业学会及家政服务等相关部门培训用书，也可供孕产妇及家政服务员自学参考。

图书在版编目（CIP）数据

母乳喂养指导师实践入门手册 / 张超主编 .—郑州：河南科学技术出版社，2021.7

ISBN 978-7-5725-0460-0

Ⅰ.①母… Ⅱ.①张… Ⅲ.①母乳喂养－手册 Ⅳ.①R174-62

中国版本图书馆 CIP 数据核字（2021）第 115173 号

出版发行：河南科学技术出版社

北京名医世纪文化传媒有限公司

地址：北京市丰台区万丰路 316 号万开基地 B 座 1-115　邮编：100161

电话：010-63863186　010-63863168

策划编辑：张利峰

文字编辑：韩　志

责任审读：周晓洲

责任校对：龚利霞

封面设计：龙　岩

版式设计：三山科普

责任印制：苟小红

印　刷：河南省环发印务有限公司

经　销：全国新华书店、医学书店、网店

开　本：850mm×1168mm　1/32　　**印张**：9·彩页 2 面　　**字数**：208 千字

版　次：2021 年 7 月第 1 版　　2021 年 7 月第 1 次印刷

定　价：39.00 元

如发现印、装质量问题，影响阅读，请与出版社联系并调换

编 者 名 单

主 编 张 超

副主编 孙海慧 杨 婷 于 梅

编 者（以姓氏笔画为序）

于 梅 解放军总医院第八医学中心

刘 佳 青岛康德医院韵嘉尔母乳喂养中心

刘小薇 解放军总医院第七医学中心

刘天蓉 首都医科大学附属北京朝阳医院

孙海慧 北京市通州区北苑街道社区卫生服务中心

孙鹏莲 中国建筑材料科学研究院管庄东里医院

杜培玮 首都儿科研究所附属儿童医院

李小倩 首都医科大学附属北京朝阳医院怀柔医院

李 雯 山东省济宁市兖州区人民医院

杨 婷 北京新世纪妇儿医院

杨国辉 浙江省立同德医院

何 璐 浙江省义乌市中心医院

张 超 首都医科大学附属北京朝阳医院

林 博 青岛韵嘉尔哺育中心

郎敬文 北京市通州区北苑街道社区卫生服务中心

段建华 北京新世纪妇儿医院

姚芝彦 北京新世纪妇儿医院

郭 红 深圳欣知教育咨询有限公司

夏国珠 江苏省血液中心

梅书源 北京初为健康管理有限公司

黄竹君　北京市通州区北苑街道社区卫生服务中心
康立翠　北京新世纪妇儿医院
康红涛　北京新世纪妇儿医院
蒋宏传　首都医科大学附属北京朝阳医院
靳朝华　北京新世纪妇儿医院
雷楚琪　首都医科大学附属北京朝阳医院

序

近半个世纪以来，母婴健康问题逐渐被全社会重视。母婴健康工作的核心是"母乳喂养"。随着国内外母乳喂养培训的兴起，国内有越来越多的医护人员和社会人士对促进母乳喂养的发展表现出极大的兴趣，达成多项共识并发表相关指南，包括《6月龄内婴儿母乳喂养指南》《7到24月龄婴幼儿喂养指南》《母乳喂养促进策略指南（2018版）》等。

母婴健康管理需要多学科共同参与。传统的医护专业教育缺乏母乳喂养相关知识，而从事母婴护理的人员，如保育员、催乳师等又缺乏专业的理论体系学习。近几年由国外引进的国际认证泌乳顾问（IBCLC）更倾向于孕产期的全方面管理，而国内的中医专业更倾向于手法按摩治疗。各个专业各有所长，尚无整合。因此，需要有一个契机能整合母乳喂养相关的多个专业、多种治疗方式，比如新生儿科、儿科、乳腺科等医护人员，催乳师、泌乳顾问等社会人士团结协作，对相关知识进行科学整合。

本书总结了来自不同机构（包括三甲医院、二级医院、社区卫生服务中心、私立医院、母婴中心等社会机构）专业技术人员对母乳喂养指导的经验，对母乳喂养指导过程中存在主要问题的解决方案，用简单、形象的形式表达出来，以便不同文化水平的母乳指导人员及孕产妇理解和接受，让更多的人掌握科学的母乳喂养方法，为母婴提供母乳喂养的专业支持。

本书的作者都是来自母乳喂养第一线的工作人员，有医护人员，也有非医护专业的社会人士。考虑母乳喂养的书，既要保证医学科学的专业性，又要将理论与实践相结合，所以作者用通俗易懂的语言对专业知识进行了阐述。限于篇幅，本书总结的内容无法囊括关于母乳喂养的全部内容，但作者们经过潜心研究、毫无保留地把自己的经验奉献出来，希望能够帮助到真正需要的母亲和她们的家庭，以期为我国的母婴健康事业尽一分力。

中国生命关怀协会　副主任委员　郭杰新

2021 年 2 月 10 日

前 言

随着社会的不断发展，受现代人的生活节奏，心理、社会、环境等因素影响，在我国每年接近 1000 万的妈妈中，缺乳、少乳者约占 80%，需要母乳喂养的指导。而母乳喂养指导行业属于新兴的行业，全国需要催乳师约 120 多万人，目前市场极度缺乏。

本书针对母乳喂养指导师需要掌握的营养、护理、推拿、生理、心理学等相关知识及催乳沟通与服务技能，从社会需求出发，突出母乳喂养技能与婴幼儿喂养指导。使学习者尽情掌握相关知识，能胜任母乳喂养咨询与催乳服务，快速准确地帮助新妈妈和婴儿解决喂养中遇到的问题。

妈妈们也可以通过本手册学习到婴儿健康常识、常见病症处理、母乳收集、储存和喂养的技巧，以及辅食添加等知识。

本书是母乳喂养指导师培训和妈妈们了解、掌握母乳喂养的好帮手。

中国生命关怀协会智慧照护与健康养生专业委员会
2021 年 2 月

目　录

第1章

母乳指导师职业道德

第1节 职业认知

教学单元1 母乳指导师的职业前景

【教学目标】

了解母乳指导师基本概念。

【知识要求】

1. *母乳指导师的概念* 母乳指导师是专业指导孕产妇母乳喂养的专业工作人员,以促进母婴健康为根本目的。母乳指导师的服务对象主要是孕产妇及照护者,采用咨询和指导的方式向母婴及其家人提供哺乳相关知识和技能,帮助解决哺乳相关问题。要求母乳指导师必须具备较高的职业道德水准,良好的身体素质、文化素质、心理素质和行为举止。

2. *母乳指导师的演变* 母乳指导师的前身是催乳师也称通乳师,他们给哺乳期女性提供手法按摩,帮助疏通乳房,提升奶量,缓解肿胀。随着科学的进步,越来越多的国际交流,推动着该行业的发展,需要催乳师掌握更多的知识储备,避免发生手法按摩的不正确造成的乳房红肿、积乳囊肿,甚至损伤。

3. *政府对母乳喂养支持组织的逐渐重视* 《世界卫生组织促进母乳喂养成功十条标准》第十条明确指出,促进母乳喂养支持组织的建立,并将出院的母亲转给这些组织。

近些年来,越来越多的研究证明,母乳喂养对母亲和新生婴儿有着非常重要的作用，而配方奶粉的介入则会降低母乳喂养的成功率。国家也通过不断推出爱婴医院，促进医院建立孕妇学校、开展母乳喂养门诊等方式来支持母乳喂养，甚至对奶粉广告也进行了限制（图 1-1，图 1-2）。

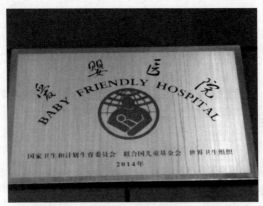

图 1-1　爱婴医院

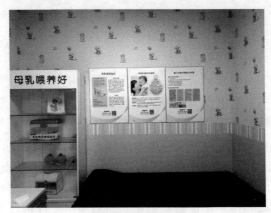

图 1-2　母乳喂养室

4.母乳指导师的市场需求　　母乳指导师的行业以促进母婴

健康为根本，特别是在产妇哺乳期为产妇及其家人提供咨询与指导工作，促进母乳喂养。随着社会的科技进步和经济发展，母乳替代品层出不穷，母乳喂养的观念和实践逐渐被削弱。这一现象引起了社会的关注和担忧。

中国儿童发展纲要建议2020年50%的婴儿应纯母乳喂养至6月龄，提高母乳喂养率对促进婴儿健康生长发育至关重要。迫切需要加强群众和专业人员关于哺乳的科学教育和科学思维，同时多方面采取措施正确指导和解决哺乳中遇到的困惑及问题，合理管理育儿焦虑，坚决制止和纠正伤害母婴的错误行为。

母乳指导师是母乳喂养咨询指导的重要力量，他们向产妇及其家人提供专业、针对性、个体化的知识和技能，促进、保护和支持适宜的婴儿喂养方式。母乳指导可以来自医护人员、接受过专业培训的非医学人员、具有成功哺乳经验的母亲，提供全方位的哺乳支持。

教学单元2　母乳指导师工作职责

【教学目标】
掌握母乳指导师的工作职责范围并恪守职责。
【知识要求】
1. 哺乳指导

（1）含接与哺乳姿势：帮助母亲和婴儿找到适合于他们的舒适喂养姿势，确认正确含乳姿势。

（2）手挤奶的教授：教授母亲如何手挤奶，手挤奶的要点。

（3）评估与指导：评估婴儿喂养情况、乳量，以及生长曲线，帮助母亲预防和解决乳头疼痛、损伤，预防乳房肿胀、堵塞和乳腺炎的方法。

（4）提供母乳喂养知识支持：提供相关资讯，促进母乳喂养顺畅。

2. 哺乳咨询

（1）收集母亲基本信息：主要包括母亲的喂养次数、婴儿大小便次数、生产方式、用药、家庭照护者等内容。

（2）记录与评估：注意观察婴儿生长曲线，泌乳情况，哺乳姿势与含接姿势，评估婴儿口腔情况。

（3）哺乳咨询：建立在科学有效的条件下，支持和鼓励母亲，促进达成目标。

3. 心理疏导　了解母婴心理状况，适时进行心理疏导，给予产妇心理支持，必要时转介到相关机构。

第2节　职业素养

教学单元1　职业道德

【教学目标】

掌握并在执业过程中遵守母乳指导师的职业道德。

【知识要求】

1. 道德与职业道德

（1）道德是一种社会意识形态，是人们共同生活及其行为的准则与规范。道德往往代表着社会的正面价值取向，起判断行为正当与否的作用。道德是指以善恶为标准，通过社会舆论、内心信念和传统习惯来评价人的行为，调整人与人之间及个人与社会之间相互关系的行动规范的总和。

（2）职业道德是指从事一定职业的人员，在其特定的工作或劳动中所应遵循的带有职业特点的道德规范的总和。每个从业人员，不论是从事哪种职业，在职业活动中都要遵守道德。职业道德不仅是从业人员在职业活动中的行为标准和要求，而且是本行业对社会所承担的道德责任和义务。《国家职业标准》对母乳指导师等家庭服务员的基本要求的第一项就是职业道德。

2. 母乳指导师的职业道德

（1）遵纪守法，诚实守信：遵纪守法是对公民的普遍要求，母乳指导师作为公民的一分子，同样要做到。遵纪守法就是要遵守国家的宪法和各项法律、法规，履行每一个公民应尽的义务。同时还要讲礼貌，注重个人修养，待人接物要文明礼貌，不做有损于社会公德的事情。

建立信任，文明礼貌地对待所服务家庭中的每一个人，要把握好角色分寸，正确处理各种关系和问题。对于客户的家庭问题不宜主观评论，不可搬弄是非，要充分尊重客户的隐私权。

（2）爱岗敬业，尊妇爱幼：母乳指导师是社会的需要。母乳指导师应充分认识自己工作的价值和意义，认识自己所从事的职业在社会中的地位，热爱本职工作，忠实地履行自己的职责。爱心是做好每项工作的前提和基本条件，母乳指导师尤应如此。服务对象的特殊性决定了母婴服务是一个爱心工程。服务过程中首先要体现出对生命的关爱。一是对新生命的关爱，对哺育生命的"母亲"的关爱。二是对弱者的关爱。母乳指导师要付出更多的关心和体恤。对待母亲的态度，不会因为其家庭的富裕程度、职位高低、容貌美丑、本地外地、亲疏远近等而有所区别，应一视同仁，以诚相待，这样才会把工作做好，赢得客户的信赖。

教学单元2　素质要求

【教学目标】

掌握母乳指导师职业素质要求。

【知识要求】

1. 文化素质　母乳指导师最好是经过护理专业知识和基本医学知识的学习，或进行过专业培训的。具有循证思维，对于常见问题能提供充分信息支持与解决方案。母乳指导师必须与时俱进，重视知识和技能的补充。

2. **性格素质**　有责任感，让人信赖，无论是品行还是职业技能。要有良好的修养，礼貌待人。家中来客或对外交往要自然、大方、稳重、热情、有礼。做到微笑待人，不因年龄、国际、婚姻状态、受教育程度、宗教信仰等有所歧视。

3. **心理素质**　拥有健康的心理，尊重母亲的同时懂得共情，换位思考，自愿积极参与哺乳指导。尊重母亲的价值观，给予倾听与支持。在知情同意的基础上做指导，不以个人意愿为转移，不过度自信，不随意暗示母亲，合格的母乳指导要以母亲为中心，无论母亲决策是否与指导方案一致，也要确信母亲的决策最适合她自己。

考 核 单 元

1. **判断题**（总计60分，每题5分）

（1）母乳指导师是专业指导孕产妇母乳喂养的专业工作人员，以促进母婴健康为根本目的。（√）

（2）中国儿童发展纲要建议2020年50%的婴儿应纯母乳喂养至3月龄，提高母乳喂养率对促进婴儿健康生长发育至关重要。（×）

（3）不能母乳喂养的母亲，应尽量鼓励，但不强求一定要执行。（√）

（4）母乳指导是母乳喂养咨询指导的重要力量，他们向母婴及其家人提供专业、针对性、个体化的知识和技能，促进、保护和支持适宜的婴儿喂养方式。（√）

（5）母乳指导的行业以促进母婴健康为根本的，特别是在产妇哺乳期为其及其家人提供咨询与指导工作，促进母乳喂养。（√）

（6）母乳指导要指导母婴姿势，严格按照书本上所说的喂

养姿势，确认正确含乳。（×）

（7）在收集母亲基本信息时，主要包括母亲的喂养次数、婴儿大小便次数、生产方式、用药、家庭照护者等内容。（✓）

（8）哺乳咨询要建立在科学有效的条件下，支持和鼓励母亲，促进达成目标。（✓）

（9）职业道德是指从事一定职业的人员，在其特定的工作或劳动中所应遵循的带有职业特点的道德规范的总和。（✓）

（10）母乳指导师要付出更多的关心和体恤，对待母亲应一视同仁、以诚相待。（✓）

（11）母乳指导师需要具备文化素质，不断积累专业知识。（✓）

（12）母乳指导服务时要做到微笑待人，不因年龄、国际、婚姻状态、受教育程度、宗教信仰等有所歧视。（✓）

2. 选择题（总计 40 分，每题 10 分）

（1）母乳指导应向母婴及其家人提供专业、针对性、个体化的知识和技能，____、____和____适宜的婴儿喂养方式，以下哪项除外。（D）

A. 促进　　　　B. 保护　　　　C. 支持　　　　D. 强制

（2）哺乳咨询内容不包括____。（A）

A. 户籍调查　　　　B. 记录与评估

C. 哺乳咨询　　　　D. 心理疏导

（3）母乳指导师的职业道德是____。（ABCD）

A. 遵纪守法　　　　B. 爱岗敬业

C. 尊妇爱幼　　　　D. 诚实守信

（4）母乳指导师的职业素质中不包括____。（D）

A. 文化素质　　　　B. 性格素质

C. 心理素质　　　　D. 防御素质

第2章

母乳指导师职业形象

第1节　服务礼仪

教学单元1　服务意识

【教学目标】

掌握服务的重要性，正确认识本工作的重要意义，提高服务意识。

【知识要求】

1. 以客户为中心的服务意识

（1）具有服务意识的人，能够把自己利益的实现建立在服务别人的基础之上，能够把利己和利他行为有机协调起来，常常表现出"以客户为中心"的倾向。因为他们知道，只有首先以客户为中心，服务他人，才能体现出自己存在的价值，才能得到他人对自己的尊重。

（2）服务意识：是为客户提供规范的潜在需求的服务能力，是自觉主动做好服务工作的一种观念和愿望，它发自服务人员的内心。

（3）服务意识的培养

①正确认识自己工作的重要意义，保护母婴健康与安全的根本，提供泌乳和母乳喂养的知识与协助。

②热爱母婴事业，尊重客户认知，有做好工作的强烈愿望和主动精神。

③学习和掌握服务知识和技能，灵活运用，在服务工作中得到乐趣、升华服务意识。

④客户关注的是实际呈现给他们的服务，重视的是当他们有需求的时候，指导人员的态度如何，能否满足他们的需求。

⑤服务态度是衡量服务人员能否为客户提供满意服务的重要标准。态度决定一切。端正的工作态度，是行业职业道德的基本要求。

2. 积极主动的服务意识

（1）主要特点：主动服务意识是发自服务人员内心的，它是服务人员的一种良好习惯，它是可以通过培养、训练而形成。服务意识必须深刻植根于服务人员的思想认识中，只有大家提高了对主动服务的认识，增强了服务的意识，才能使之有较高的服务意愿；进而激发起人在服务过程中的主观能动性，打好服务才有思想基础。

（2）沟通技巧

①倾听：是一种对说话者积极关注的有效行为，有意识去发现和理解说话者隐含的意思，是一种建立有效关系的创造性活动。

②认可与鼓励：大多数母婴并没有明显的持续的问题，他们只需要得到聆听者给予的认可和鼓励。如"我能感受到您的困惑""您这样抱孩子很好""您做得真的很不错"……这有助于增强母亲的价值感。

③尊重：了解并尊重母亲的价值观、偏好和表达的需求更有利于相互交流。尊重母亲的个人意愿，是咨询的基础。

3. 真诚热情的服务态度　服务态度是反映服务质量的基础，优质的服务是从优良的服务态度开始的。良好的服务态度，会使客人产生亲切感、热情感、朴实感、真诚感。优良的服务态度主要表现在以下几点。

（1）认真负责。切实解决客户疑难问题，把解决客户之需当作工作中最重要的事，按客户要求尽力而为。

（2）积极主动。掌握服务工作的规律，处处主动，事事想深，助人为乐，事事处处为客户提供方便。

（3）热情耐心。待客户如亲人，初见如故，面带笑容，态度和蔼，语言亲切，热情诚恳。客户的意见，虚心听取，不与客户争吵，发生矛盾要严于律己，恭敬谦让。

（4）细致周到。善于观察和分析客户的心理特点，懂得从客户的神情、举止发现其需要，正确把握服务的时机，服务于客户开口之前，效果超乎客户的期望之上，力求服务工作完善妥当，体贴入微，面面俱到。

（5）文明礼貌。有较高的文化修养，语言健康，谈吐文雅，衣冠整洁，举止端庄，待人接物不卑不亢，尊重不同国家、不同民族的风俗习惯、宗教信仰和忌讳，事事处处表现良好。

教学单元 2　仪 容 仪 表

【教学目标】

掌握基本的礼仪姿态。

【知识要求】

礼仪是一门综合性较强的行为科学，是指在人际交往中，自始至终地以一定的，约定俗成的程序、方式来表现的律己、敬人的完整行为。我国是"文明古国，礼仪之邦"。孔子曰：非礼勿视，非礼勿听，非礼勿言，非礼勿动。古人说："礼出于俗，俗化为礼。"早在先秦周公的"制礼作乐"、北京人的"老礼儿"，到五讲四美、各行业的服务规范，都包含了仪容仪表、言行举止、为人处事等内容。

1. 站姿　姿势要端正、挺拔，有以下几点要求（图 2-1）。

（1）头正，双目平视，嘴唇微闭，下颌微收，表情平和面带微笑，双腿直立稍微分开，躯干挺直、挺胸收腹；双肩放松、自然下垂，双手自然垂于身体两侧或在下腹前交叉。

（2）站立疲劳时可适当更换体位，但不要借力倚靠。

（3）站立时不应探脖、塌腰、耸肩、双腿弯曲或随意抖动。

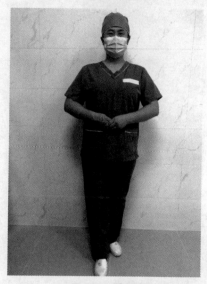

图 2-1　站姿

2. 走姿　走路时步态要轻盈、稳健，有以下几点要求（图 2-2）。

（1）双目向前平视，微收下颌，表情自然，双肩平稳、双手前后自然摆动。

（2）为客户端水、取物时，要注意屈肘将物品端在胸前，以利于安全、节力及保持良好的体态。

（3）遇到紧急情况需要快步行走时，要注意安全。

（4）走路时要注意避免不良的姿势，如内八字和外八字形态或歪肩晃膀、扭腰摆臀、左顾右盼、上下颤动、脚蹭地面等。

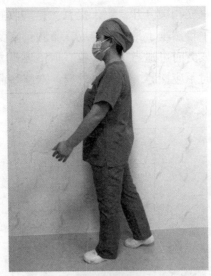

图 2-2　走姿

3. 坐姿　坐姿要端正，有以下几点要求（图 2-3）。

（1）坐时要轻稳，走到座位前，转身看着座位轻稳地坐下。

（2）上身挺直，两腿轻微靠拢，两臂自然弯曲放在腿上或椅子扶手上。

（3）若穿裙装，坐前应用手将裙下摆稍收拢。

（4）坐下时不可松懈，不要流露出倦怠、疲劳、懒散的情绪，不要前倾后仰歪扭，两腿分开过于叉开或长长伸展，也不可将双手放于臀下或随意抖动。

4. 蹲姿　蹲姿是护理员常用的一种姿势，如整理底层放物柜、为客户整理床头柜等（图 2-4）。

（1）蹲姿要求一脚在前，一脚在后，两腿靠紧下蹲，前脚全脚掌着地后脚脚跟抬起，前脚掌着地，臀部要向下，注意服装下缘不要触地。

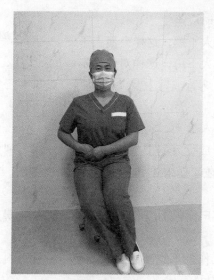

图 2-3 坐姿

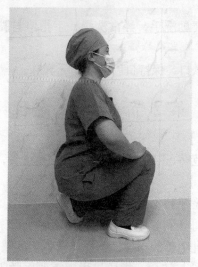

图 2-4 蹲姿

（2）下蹲时应避免

①面对他人下蹲，这样会使人不便。

②背对他人下蹲，这样对他人不尊重。

③低头、弯背或弯上身、翘臀部，双腿平行叉开。这种姿势十分不雅。

5. 注意个人卫生

（1）要养成良好的卫生习惯，定时沐浴、理发、更衣，若在照料客户的过程中不慎弄脏身体或衣裤时，应及时清洗、更换。

（2）在客户面前不应有不礼貌的行为,如抠鼻子等、挖耳朵、剪指甲。

（3）在工作前不宜喷洒香水或使用特殊香料，防止敏感的客户出现过敏反应。

（4）在工作时如有咳嗽、打喷嚏，应用纸巾遮掩口鼻，将头转向一侧。

（5）注意要勤洗手，经常洗澡，手指甲与脚趾甲应保持短而洁净。

（6）饭后漱口，保持口腔清洁、无异味。

第 2 节　职业定位

【教学目标】

掌握职业范畴,正确认识本工作的重要意义,提高服务意识。

【知识要求】

1. 母乳指导师的社会定位

（1）支持母亲科学喂养婴幼儿：以尊重母亲及其家人的基础上，提供母乳喂养的指导，选择适合他们的喂养方式。

（2）积极参与转介：指导过程中需要医学干预的母婴，母乳指导师应转介给医生，并向其交代母婴的相关信息，如婴儿获取乳汁情况、婴儿近期生长变化、母亲心理状态等。

（3）保持继续教育：母乳指导师保持终身学习，不断提高专业技术、更新和完善相关学科的知识储备。

（4）母乳指导师的服务对象是有母乳喂养咨询需要的个人及组织，主要服务对象是母婴及其家人。

（5）母乳指导师既可以个人，也可以团队的方式提供服务。

2. 母乳指导与医护人员的职责界限

（1）母乳指导师不可以行使医护人员的职责，双重身份者除外。否则不可以随意诊断和治疗，可以在规定的场所里提供其职责规定内的操作。

（2）母乳指导师应严守医疗行为与非医疗行为的界限，作为一名不具备医护执业资质的人员，在提供母乳喂养咨询和指导时，严禁从事医疗相关活动，否则将构成非法行医行为，承担严重的法律后果。

（3）医疗活动的具体内容包括疾病的预防、诊治及病因分析等。在母乳喂养领域，包括对于乳汁淤积、乳腺炎、乳腺脓肿、乳房损伤的诊断及治疗，评估各种手术对哺乳的影响，如乳管探查、乳腺穿刺、乳房整形等；乳腺超声检查，以及血常规、细菌培养结果的分析与解读；婴儿舌系带问题的评估与处理；哺乳期用药的选择和处方开具等。合格的哺乳顾问要把握好尺度和界限，做到及时转介，让专业人员来帮助哺乳母亲解决相关问题。

以下为需要转介给医生的情况：母亲存在乳头疼痛破损，乳房肿胀或包块经母乳指导师指导后无改善，甚至加重；婴儿大小便不足，体重增长不良，即使改善哺乳姿势和含乳，频繁喂养后 24 ～ 72 小时仍无改善；母亲和婴儿出现的症状需要有创操作才能治疗；母亲存在心理问题，尤其是出现自杀倾向或者幻觉；母亲或婴儿需要药物治疗等相关医疗关注的问题。

3. 母乳指导师与哺乳母亲的职责界限　母乳指导师不能替母亲做出哺乳的决定，而是帮助母亲充分知情同意的基础上做出决定。即在推荐医疗就诊的具体内容、预期目标、可能的风险、可能的花费、可替代的方案等，使母亲在充分了解信息基础上自主决定是否接受某种治疗。

母乳指导师即使拥有循证学证据和丰富的母乳指导经验，也不能替母亲做决定，母乳指导的职责是在母亲决策前提供充分的资讯，帮助母亲找到适合自己的喂养目标，待母亲决策后提供支持。如果在指导过程中，母亲有个人意愿，母乳指导不可以暗示母亲的不明智，不可以进行言语攻击、伤害、指责和嘲讽，更不可违背母亲的意愿进行自认为明智的母乳指导。

考核单元

1. 判断题（总计 75 分，每题 5 分）

（1）服务意识是为客户提供规范的潜在需求的服务能力，是自觉主动做好服务工作的一种观念和愿望，它发自服务人员的内心。（√）

（2）服务态度是衡量服务人员能否为客户提供满意服务的重要标准，是行业职业道德的基本要求。（√）

（3）遭遇过客户的拒绝就拒绝为其服务。（×）

（4）在工作岗位上，不管客户什么样，都要一视同仁，不能厚此薄彼，这是职责。（√）

（5）优良的服务态度主要表现在以下几点：认真负责、积极主动、热情耐心细致周到。（√）

（6）走路时双目向前平视，微收下颌，表情自然，双肩平稳、双手前后自然摆动。（√）

（7）下蹲姿势要求一脚在前，一脚在后，两腿靠紧下蹲，前脚全脚掌着地，后脚脚跟抬起，前脚掌着地，臀部要向下，注意服装下缘不要触地。（√）

（8）在客户面前可以抠鼻子、挖耳朵、剪指甲等。（×）

（9）在工作时如有咳嗽、打喷嚏，应用纸巾遮掩口鼻，将头转向一方。（√）

（10）在工作前可以喷洒香水或使用特殊香料以去除身上气味。（×）

（11）母乳指导以尊重母亲及其家人的基础上，提供母乳喂养的指导，选择适合他们的喂养方式。（√）

（12）母乳指导过程中需要医学干预的母婴，母乳指导师应转介给医生，并向其交代母婴的相关信息，如婴儿获取乳汁情况、婴儿近期生长变化、母亲心理状态等。（√）

（13）母乳指导师保持终身学习，不断提高专业技术、更新和完善相关学科的知识储备。（√）

（14）母乳指导师的服务对象是有母乳喂养咨询需要的个人及组织，主要服务对象是母婴及其家人。（√）

（15）母乳指导师一般为个人提供服务，不以团队的方式提供服务。（×）

2. 选择题（总计 25 分，每题 5 分）

（1）服务意识是以＿＿为中心的意识。（A）

A. 客户　　　B. 自己　　　　C. 所有人　　　　D. 企业单位

（2）站立时不应该做的除了＿＿。（A）

A. 头正　　　B. 歪头　　　　C. 塌腰　　　　　D. 耸肩

（3）坐姿的要求除外＿＿。（B）

A. 双目向前平视　　　　　B. 上身倾斜

C. 微收下颌　　　　　　　D. 表情自然

（4）走姿的要求不应该做的除外＿＿。（C）

A. 不要扭腰摆臀　　　　B. 不要左顾右盼

C. 双肩平稳　　　　　　D. 不要脚蹭地面走路轻

(5) 母乳指导师在____情况下需要转介给医生。（ABCD）

A. 婴儿大小便不足　　　B. 有创操作

C. 心理问题　　　　　　D. 用药

第3章
母乳指导师职业准则

教学单元1 基本职业准则

【教学目标】

掌握基本职业准则，遵守法律法规。

【知识要求】

行业规范

1.遵守中国相关的法律法规，遵守行为界限，不做与医疗相关的操作，除非有执业医师资格证书者。

2.遵守《国际母乳代用品销售守则》和世界卫生大会相关决议，需基于维护母婴健康与安全的原则提供母乳指导。

3.细则

(1)恪守职责，言行一致。母乳指导师应在职责范围内工作，并尊重医疗人员的科学指导，不干涉医疗。

(2)避免利益冲突。避免任何可能影响专业判断的商业因素，如无法避免，应该公开声明，比如接受相关商品生产和销售者提供的资助。

(3)维护客户利益，保护隐私。未经客户许可，不得向任何人透露母婴个人和健康信息。为其拍照首先获得母亲书面同意，未经允许不得将照片在公开场合展示。

(4)保持良好的个人品质，诚实、守信、尊重、爱护。

(5)坚持继续教育，不断完善与更新母乳指导师领域的知识。

教学单元2 母乳指导师职业准则

【教学目标】

掌握母乳指导师职业准则，遵守工作范畴。

【知识要求】

1. **工作场所** 可以在家庭、医院、社区、个人工作室里工作，也可以电话咨询、线上咨询。环境干净整洁、安静温馨，有支持哺乳的座椅、床、靠垫、哺乳枕等，有条件的可以配备相关仪器，量表、教学工具如显示屏、投影仪等（图3-1）。

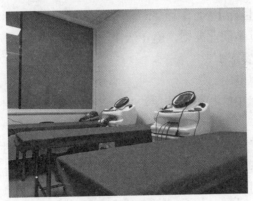

图3-1　工作场所

2. **工作内容**

（1）提供哺乳相关信息、知识、技能：提供科学、循证的知识，如哺乳姿势、含接姿势的调整，婴儿的生长评估，哺乳期间用药信息指导，辅助工具使用等。

（2）动员家庭社会支持：传播科学的婴儿喂养知识，支持母婴实现母乳喂养，消除母亲紧张焦虑情绪，给予情感支持与实际的帮助。

（3）资料记录与保存：母乳指导的服务具有延续性，记录指导内容，保护个人信息，不伪造资料。

（4）咨询：利用恰当的咨询、沟通技巧，应用以家庭为中心的咨询与指导原则，支持及鼓励母亲，促进其顺利达成母乳喂养的目标。咨询不涉及医疗上的诊断和治疗。

（5）评估：评估的目的在于帮助母亲确定母乳喂养目标，提供相应对策以开展并维持母乳喂养。评估包括以下内容。

①评估为母亲提供的信息和教育的理解水平，在母亲可以理解的水平上提供咨询。

②获得母亲疾病史、生产史及泌乳经历，包括孕前、孕期、产前、产时、产后有可能影响母乳喂养的事件。

③评估母亲乳房、身体、精神和心理状态，了解其哺乳功能、乳汁转移情况及母婴配合状态。

④评估母乳喂养婴儿的生长状况，使用世界卫生组织或者我国的儿童生长发育参考标准。查看婴儿乳汁的摄入是否充足。

⑤评估宝宝口腔解剖及相应的神经反应和反射，必要时转介。

⑥评估潜在的或现有的可能影响母亲实现母乳喂养目标的挑战和因素，提供其可得到的社会支持和可能面临的挑战。

（6）设定哺乳目标：帮助母亲制订具有可操作性的个性化的哺喂计划，确定母亲的母乳喂养目标。

（7）提供有帮助的咨询：根据母婴的具体情况，提供给母亲及其家庭以最新研究为依据的信息，包括如下。

①帮助母亲和其家庭了解母乳喂养正常过程，包括泌乳原理，婴儿生长发育等。

②帮助母亲了解在哺乳期间使用的药物、饮酒、吸烟和药物滥用对乳汁分泌及宝宝的影响。

③告知纯母乳喂养对母亲和宝宝健康的重要性和母乳代用

品（配方奶）的风险。

④提供适合宝宝的家庭食物的信息。

⑤适当选择断奶时间、方式及注意事项，在必要时，一对一宣教，包括安全的准备、储存及处理婴儿配方奶粉和使用代乳品。

3. 工作方法

（1）哺乳指导

①含接与哺乳姿势：帮助母亲和婴儿找到适合于他们的舒适喂养姿势，确认正确含乳。

②手挤奶的教授：教授母亲如何手挤奶，手挤奶的要点。

③评估与指导：评估婴儿喂养情况、乳量，以及生长曲线，帮助母亲预防和解决乳头疼痛、损伤，预防乳房肿胀、堵塞和乳腺炎的方法。

④提供母乳喂养知识支持：提供相关咨询，促进母乳喂养顺畅。

（2）哺乳咨询

①收集母亲基本信息：主要包括母亲的喂养次数、婴儿大小便次数、生产方式、用药、家庭照护者等内容。

②记录与评估：注意观察婴儿生长曲线，泌乳情况，哺乳姿势与含接姿势，评估婴儿口腔情况。

③哺乳咨询：建立在科学有效的条件下，支持和鼓励母亲，促进达成目标。

（3）心理疏导：了解母婴心理状况，适时进行心理疏导，给予产妇心理支持，必要时转介到相关机构。

考核单元

1. 判断题（总计 70 分，每题 7 分）

（1）母乳指导师在执业过程中，要遵守国家法律法规。（ √ ）

（2）母乳指导师无须遵守《国际母乳代用品销售守则》和世界卫生大会相关决议。（×）

（3）母乳指导师需恪守职责，言行一致。（√）

（4）母乳指导师应在职责范围内工作，并尊重医疗人员的科学指导，不干涉医疗。（√）

（5）母乳指导可将母婴照片在公开场合展示。（×）

（6）母乳指导师工作场合可以是工作室、家中、医院。（√）

（7）母乳指导师指导过程中要着装整齐，可以着短裙。（×）

（8）母乳指导师提供科学、循证的知识，如哺乳姿势、含接姿势的调整，婴儿的生长评估，哺乳期间用药信息指导，辅助工具使用。（√）

（9）母乳指导师要传播科学的婴儿喂养知识，支持母婴实现母乳喂养，消除紧张焦虑情绪，给予情感支持与实际的帮助。（√）

（10）母乳指导师既可以做哺乳指导也可以做哺乳咨询。（√）

2. 选择题（总计 30 分，每题 10 分）

（1）母乳指导师执业过程中需具备＿＿基本职业准则（ABCDE）

A. 恪守职责，言行一致　　　　B. 避免利益冲突

C. 维护客户利益，保护隐私　　D. 保持良好的个人品质

E. 坚持继续教育

（2）母乳指导师执业过程中需评估＿＿。（ABCDEF）

A. 评估母亲提供的信息和教育的理解水平，在母亲可以理解的水平上提供咨询。

B. 获得母亲疾病史、生产史及泌乳经历，包括孕前、孕期、产前、产时、产后有可能影响母乳喂养的事件。

C. 评估母亲乳房、身体、精神和心理状态，了解其哺乳功能、乳汁转移情况及母婴配合状态。

D. 评估母乳喂养婴儿的生长状况，使用世界卫生组织或者我国的儿童生长发育参考标准，判断婴儿乳汁的摄入是否充足。

E. 评估宝宝口腔解剖及相应的神经反应和反射，必要时转介。

F. 评估潜在的或现有的可能影响母亲实现母乳喂养目标的挑战和因素，提供其可得到的社会支持和可能面临的挑战。

（3）母乳指导师可提供有帮助的资料和信息给母亲，如____。（ABCDE）

A. 帮助母亲和其家庭了解母乳喂养正常过程，包括泌乳原理，婴儿生长发育等。

B. 帮助母亲了解在哺乳期间使用的药物、饮酒、吸烟和药物滥用对乳汁分泌及宝宝的影响。

C. 告知纯母乳喂养对母亲和宝宝健康的重要性和母乳代用品（配方奶）的风险。

D. 提供适合宝宝的家庭食物的信息。

E. 适当断奶时间、方式及注意事项，在必要时，一对一宣教，包括安全的准备、储存和处理婴儿配方奶粉和使用代乳品。

第4章

母乳指导师职业技巧

第1节 沟通技巧

教学单元1 沟通方式

【教学目标】

掌握沟通的重要性，了解沟通的方式。

【知识要求】

在母乳喂养指导师的工作中，需要与产妇及其他相关的人员进行有效的沟通，为产妇及婴儿制订个体化的母乳喂养计划，帮助解决母乳喂养问题，满足产妇生理社会心理、精神文化等多方面的需要，提高母乳喂养成功率。

1. 人际沟通的意义

（1）信息沟通的功能。人们通过沟通，交流信息，既可以将信息传递给他人，又可以获得自己需要的信息。

（2）心理保健的功能。人们通过沟通，可以促进双方的情感交流，增加个人的安全感，维持正常的精神心理健康。

（3）自我认识的功能。人们通过沟通，在个体与他人的比较中，认识并完善自我，同时完善社会性意识的形成与发展。

（4）建立及协调人际关系的功能。人们通过沟通，明确需要遵循的团体规范和社会行为准则。保证社会的和谐、稳定、有序。

（5）改变知识结构、态度及能力的功能。人们通过沟通，可以获得对自己有意义的知识、信息和社会经验，从而改变自己的知识结构，提高综合能力，有利于正确认识的形成。

2.语言性沟通

（1）概念。使用语言、文字或符号进行的沟通称为语言性沟通。语言是把思想组织成为有意义的符号工具及手段。只有当信息发出者与信息接收者清楚地理解了信息的内容，语言才有效。

（2）类型

①书面语言：以文字及符号为传递信息工具的交流载体，即写出的字，如广告、信件、文件、书本、报纸等。书面沟通不受时空限制，传播范围广，具有标准性及权威性，并便于保存，以便查阅或核查。

②口头语言：以语言为传递信息的工具，包括交谈、演讲、汇报电话讨论等形式。口头语言具备信息传递快速、反馈及时、灵活性大、适应面广及可信度较高等优点。口头语言沟通是所有沟通形式中最直接的方式。

③类语言：指伴随沟通所产生的声音，包括音质、音域及音调的控制、嘴型的控制，发音的清浊、节奏、共鸣、语速、语调语气等的使用。类语言可以影响沟通过程中人的兴趣及注意力，同时不同的类语言可以表达不同的情感及态度。

（3）语言性沟通的技巧

①合适的词语：选择对方易于理解的词语进行表达。如果母乳喂养指导师使用对方不了解的专业术语，会影响指导的效果。

②合适的语速：如果能以适当的速度表达信息的内容，将更容易获得沟通的成功。母乳喂养指导师在与母亲或其家人交谈时，应该清晰地阐明内容。当要强调某个内容时，就可以使用停顿，以便给对方一定的时间去消化和理解。也可以直接询

问语速是否太快或太慢，以确定所用的语速是否恰当。

③合适的语调和声调：我们可以通过语气语调，对母亲表达关心、牵挂等情绪。避免发出一些本不想传递的信息，同时要注意及时调整自己的情绪。情绪不佳会影响说话的语调和声调，对他人造成不应有的心理伤害。

④语言的清晰和简洁：清晰及简洁的语言有助于信息接收者短时间内准确地理解所传递的信息。适当放慢语速、发音清晰、举例说明等都是常用的方法。

⑤适时使用幽默：幽默是以善意的微笑代替抱怨，使人与人的关系变得缓和。幽默可以促使沟通双方更开放、更真诚地沟通。然而，在某些情境下则不适用幽默。

⑥时间的选择及话题的相关性：恰当地选择交流的适宜时间，是母乳指导师最关键的能力之一。当母亲表现出对沟通感兴趣的时候，通常是最佳时机。

3. 非语言性沟通

（1）概念：通过身体语言传递信息的沟通形式。它是伴随着语言沟通而存在的一些非语言的表达方式和情况。包括面部表情、目光的接触、手势、身体的姿势、气味、着装、沉默以及空间、时间和物体的使用等。

（2）特点：多渠道，多功能是其主要特点。身体姿势，拟声词，反应的时间等，都可以传递一定的信息。某些公认的身体语言，甚至可以起到替代语言沟通的作用。比如点头，可以代替"是"的回答。很多沟通专家认为，非语言行为比语言行为更真实。身体语言具有无意识性，通常是一个人真实感情更准确的流露和表达。

（3）非语言沟通的主要类型

①面部表情：微笑，是我们最常用的面部表情。母乳喂养指导师在工作过程中，用微笑给母亲营造一种轻松，愉悦，被

倾听的环境，将会更容易地开展工作。

②目光的接触：当母亲与母乳喂养指导师进行目光接触时候，通常发出的是希望交流的信号，表示尊重对方并希望倾听对方讲述。最理想的情况是双方面对面、眼睛在同一水平上的接触（图4-1）。

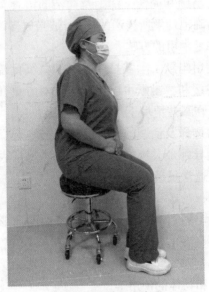

图 4-1　通过目光沟通

③ 身体姿势：包括手势及其他身体姿势。身体微微前倾，双手自然放松，是母乳喂养指导师最理想的工作姿势。给母亲传达一种倾听，共情，理解的态度，让母亲觉得自己被理解，被需要，被鼓励。

④ 触摸：对于母乳喂养指导师来说，触摸母亲的乳房是最大的挑战，但也是最有效的沟通方式。用温热的掌心，合适的力度，移除母亲的部分不适感，使得母亲逐渐放松下来，传递母乳喂养的幸福感，会使得工作更容易开展。

教学单元 2　有效沟通的技巧

【教学目标】

掌握沟通的技巧，了解各沟通技巧的定义。

【知识要求】

1. 倾听　积极有效的倾听将有助于激发对方的谈话欲望，收集更多重要的信息，加深彼此的理解，进而获得友谊和信任。

倾听是信息接收者集中注意力将信息发出者所传递的所有信息（包括语言和非语言信息）进行分类、整理、评价及证实，以使信息接收者能够较好地了解信息发出者所说话语的真正涵义。

倾听过程的元素包括如下内容。

（1）听到：听是声波传到耳膜引起振动后经听觉神经传送到大脑的过程。听到是个生理过程，受到很多因素的影响，包括倾听者的听觉水平及背景噪声等。

（2）专注：是集中注意力，不受其他声音及进入视野的其他事物的干扰。其愿望、需求、欲望和兴趣等一般会是倾听的焦点。

（3）理解：是倾听者弄清楚说话者所传递信息的意思的过程。沟通学者用倾听忠诚度形容倾听者所理解的意思和说话者试图传达的意思之间的匹配程度。

（4）回应：是倾听者对说话者所表达的语言和非语言信息的反馈。在积极的倾听过程中，倾听者对说话者给予清楚的反馈，将有助于说话者重新评价自己的沟通。

（5）记忆：是倾听者记住所接收信息的一种能力。如果倾听者无法记住听到的信息，将枉费其对倾听做出的努力，也会影响双方后续的沟通。

2. **共情** 是指侦察和确认他人的情绪状态，并给予适当的反应。也就是说，要设身处地，以对方的立场去体会其心境的心理历程。

共情的过程包括如下内容。

（1）侦察和确认阶段：这是共情的第一个阶段，是指识别和确认他人的感受。此阶段强调的是知觉技巧，要求能够根据对方的语言和非语言线索来确认其情绪状态。

（2）适当的反应阶段：共情的第二个阶段强调适当的反应。适当的反应需要运用良好的沟通技巧让对方知道。①了解对方所发生的事情；②了解对方的心理感受；③愿意听对方继续讲下去；④愿意给予对方安慰和帮助。共情技巧的使用会让对方觉得，你虽然不是他，但是，你懂他的心，了解他的意思，知道他的感受。当一个人具有同理心时，会让与其沟通的人有一种真正被理解的感觉。

3. **自我暴露** 个体通过自我暴露可以让他人了解自己，从而有利于发展亲密关系。

自我暴露是指个体在自愿的情形下，将纯属个人的、重要的、真实的内心所隐藏的一切向他人吐露的历程。在人际关系中，自我暴露是必要的历程，通过自我暴露，向对方传递信任，展现愿意与对方更深入交往的诚意。自我暴露的过程通常渐进而缓慢，但是，随着自我暴露的增多，人际关系也更趋亲密、稳固。

美国心理学家乔瑟夫·勒夫和哈里·英汉姆于20世纪50年代提出的乔哈里窗可以用来探讨自我暴露与人际关系间的关联。一个人的自我可以分割成四扇窗，分别称为开放的自我、盲目的自我、隐藏的自我和未知的自我。

（1）开放的自我：即自己知道，他人也知道的部分有一些外表的特征，大家一目了然，如性别、身高、长相等，都属于开放的自我。另外，有一些个人资料，经过自我介绍，他人也会有所认识，如过去的经历、现在的心情、未来的计划等，也属于开放的自我范畴。每个人的"开放的自我"会因对象、因时、因地而改变。例如，对于好朋友，"开放的自我会增大；对于陌生人，"开放的自我"会缩小。"开放的自我"的大小即表示自我暴露的程度。有学者建议，要增进彼此的沟通，就必须增大"开放的自我"。但是也应注意，自我暴露并非毫无风险，它可能招来嬉笑怒骂，或成为他人攻击的把柄。因此，表露之前仍需做智慧的判断。

（2）盲目的自我：是指自己不知道，而他人知道的部分。例如，每个人都有一些口头禅、小动作或心理防御机制，自己平常并不自知，他人却看在眼里。

（3）隐藏的自我：是指自己心知肚明，他人却被蒙在鼓里的部分。包括一些人们想表露却尚未表露的态度。例如，不喜欢某种食物的味道。也包括人们刻意抑制、隐瞒的动机、想法或已经发生的事实，如伤心的往事。

（4）未知的自我：是指的是自己不知道，他人也不知道的部分。可以说，这是自我尚未开发的一片处女地。例如，个人的某些才能最初并未显露，直到某个机缘巧合，才显露出这一才能。

第2节　指导技巧

【教学目标】

掌握指导的重要性，了解指导的方式。

【知识要求】

1. 收集有效信息　在接到咨询的信息，先通过电话、微信等方式收集信息。如宝宝的出生年月，宝宝的出生体重，母亲此次咨询的原因等。

2.建立对策

（1）根据所收集的信息，整理可能性：如乳房肿胀，询问母亲的喂哺频次，母亲的困惑，宝宝含乳的状态等。

（2）查找相关资料：根据所考虑的可能性，查找相关资料。

（3）准备用物和工具：母乳指导师着干净整洁的工作服，工作服要求没有拉链等金属，没有配饰，以免刮伤婴儿；修剪指甲、整理仪容，化淡妆。不建议穿短裙，以裤装为宜，避免过于暴露，得体合宜（图4-2）。准备乳房模型和婴儿模型，以备示范给母亲。

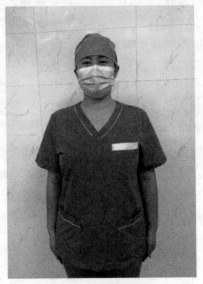

图4-2　工作服示范

3.咨询与记录　利用恰当的咨询、沟通技巧，应用以家庭为中心的咨询与指导原则，支持及鼓励母亲，促进其顺利达成母乳喂养的目标。咨询不涉及医疗上的诊断和治疗。

（1）评估：其目的在于帮助母亲确定母乳喂养目标，提供相应对策以开展并维持母乳喂养。评估包括以下内容。

①评估母亲提供的信息和教育的理解水平，在母亲可以理解的水平上提供咨询。

②获得母亲疾病史、生产史及泌乳经历，包括孕前、孕期、产前、产时、产后有可能影响母乳喂养的事件。

③评估母亲乳房、身体、精神和心理状态，了解其哺乳功能、乳汁转移情况及母婴配合状态。

④评估母乳喂养婴儿的生长状况，使用世界卫生组织或者我国的儿童生长发育参考标准。查看婴儿乳汁的摄入是否充足。

⑤评估宝宝口腔解剖及相应的神经反应和反射，必要时转介。

⑥评估潜在的或现有的可能影响母亲实现母乳喂养目标的挑战和因素，提供其可得到的社会支持和可能面临的挑战。

（2）设定哺乳目标：帮助母亲制订具有可操作性的个性化的哺喂计划，确定母亲的母乳喂养目标。

（3）提供有帮助的咨询：根据母婴的具体情况，提供给母亲及其家庭以最新研究为依据的信息，包括：

①母乳喂养正常过程，包括泌乳原理、婴儿生长发育等。

②哺乳期间使用的药物、饮酒、吸烟和药物滥用对乳汁分泌及对宝宝的影响。

③告知纯母乳喂养对母亲和宝宝健康的重要性和母乳代用品（配方奶）的风险。

④提供适合宝宝的家庭食物的信息。

⑤适当断奶时间、方式及注意事项，在必要时，一对一宣教，包括安全的准备、储存和处理婴儿配方奶粉和使用代乳品。

考核单元

1. 判断题（总计 28 分，每题 2 分）

（1）目光的接触：通常发出的是希望交流的信号，表示尊

重对方及希望听对方讲述。（√）

（2）目光接触的水平影响沟通交流的结果，最理想的情况是双方面对面、眼睛在不同水平上的接触。（×）

（3）环境的安排及选择体现出信息发出者对沟通的重视程度。（√）

（4）幽默可以促使沟通者双方更开放及真诚地沟通，所以任何时候都可以使用幽默。（×）

（5）倾听是信息接收者集中注意力将信息发出者所传递的所有信息（包括语言和非语言信息）进行分类、整理、评价以及证实，以使信息接收者能够较好地了解信息发出者所说话语的真正涵义。（√）

（6）"盲目的自我"是指自己不知道，而他人知道的部分。（√）

（7）沉默只要节制语言，不用控制自己的表情。（×）

（8）"隐藏的自我"指自己心知肚明，他人却被蒙在鼓里的部分。（√）

（9）当别人误会你，责骂你的时候，你应该以牙还牙式的方式对待。（×）

（10）指导过程中，发现母亲有误区，要及时打断就是纠正。（×）

（11）指导技巧在于尊重的基础上，不随意揣测与否认。（√）

（12）指导母乳喂养相关问题，涉及医疗内容及时转介。（√）

（13）哺乳期间使用药物由母乳指导师指导。（×）

（14）如果母亲及家人执意使用配方奶喂养，母乳指导师一定要纠正。（×）

2.选择题（总计72分，每题9分）

（1）人际沟通的意义除了____。（A）

A.语言沟通的功能　　　　B.心理保健的功能

C. 自我认识的功能　　　　D. 建立及协调人际关系的功能

（2）人际沟通的方式有_____。（D）

A. 书信沟通　　　　　　　B. 电话沟通

C. 网络沟通　　　　　　　D. 语言性沟通和非语言性沟通

（3）语言性沟通的类型包括以下几点除了_____。（C）

A. 书面语言　　　　　　　B. 口头语言

C. 网络语言　　　　　　　D. 类语言

（4）人类进行简单思考的速度为_____毫秒。（A）

A. 150　　　B. 200　　　　C. 250　　　　D. 300

（5）听是声波传到__引起振动后经听觉神经传送到大脑的过程。（D）

A. 耳廓　　　　　　　　　B. 外耳道

C. 耳蜗　　　　　　　　　D. 耳膜

（6）自我暴露是指个体在_____的情形下，将纯属个人的、重要的、真实的内心所隐藏的一切向他人吐露的历程。（C）

A. 不知情　　　　　　　　B. 不愿意

C. 自愿　　　　　　　　　D. 不小心

（7）获得母亲母乳喂养信息的途径，不包括以下哪项_____。（D）

A. 电话咨询　　　　　　　B. 微信咨询

C. 当面咨询　　　　　　　D. 朋友转述

（8）不属于母乳指导师职责范围的是_____。（D）

A. 乳房评估　　　　　　　B. 用药安全指导

C. 泌乳评估　　　　　　　D. 诊断治疗

第5章

母乳喂养基础知识

第1节 乳房功能与检查

教学单元1 乳房的结构

【教学目标】

掌握乳房的生理与解剖结构，了解孕期乳房的二次发育。

【知识要求】

1. 乳房的外部形态

（1）乳房的形态与位置：乳房的形态多种多样，不同的种族、年龄、是否哺乳、遗传因素都会造成差异。中国女性的乳房主要有四种形态：圆盘型、半球型、圆锥型和下垂型（图5-1）。未哺乳者多为半球型或圆锥型。95%的乳房有一狭长的部分伸向腋窝，称为乳房尾部，又称腋尾部。乳房位于胸前部，胸大肌表面。

（2）乳头与乳晕

①乳头位于乳房中央，双侧对称，略指向外下方，含有丰富的神经末梢。当婴儿吸吮时可产生泌乳反射，当乳头皲裂时可产生剧烈疼痛。

②乳头周围明显色素沉着、色泽较深的皮肤，称为乳晕，直径3.5～4.8cm。青春期乳晕呈玫瑰红色，孕后及哺乳后色素沉着，呈深褐色。乳晕皮肤有毛发与腺体，腺体包括汗腺、皮脂腺。其中皮脂腺可分泌脂状物，具有保护皮肤、润滑乳头和婴儿口

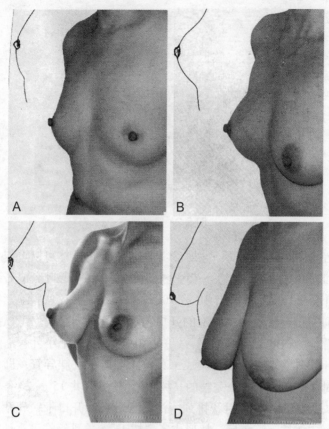

图 5-1　成人乳房的常见类型

A. 圆盘型　B. 半球型　C. 圆锥型　D. 下垂型

唇的作用（图 5-2）。

2. 乳房的结构

（1）乳房的解剖结构。乳房由皮肤、纤维组织、脂肪组织和腺体组织构成，含有丰富的血管、神经和淋巴管。

（2）乳房的内部结构。乳房的内部结构类似一棵"树"，主要由腺体、输乳管、脂肪组织和纤维组织等组成，这些组成了

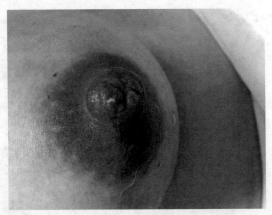

图 5-2　乳头乳晕

乳房"树"的"树干""树枝""树叶"。乳房腺体可以看作"树枝和树叶"，腺体由 15 ～ 20 个腺叶组成，每一腺叶分成若干腺小叶，每一腺小叶又有 10 ～ 100 个腺泡组成。这些腺泡紧密地排列在小乳管周围，腺泡的开口与小乳管相连。我们可以把腺泡看作"树叶"，小乳管看成"小树枝"。当多个小乳管汇集成小叶间乳管，进一步汇集成一条整个腺叶的乳腺导管，即输乳管时，就形成了一个完整的"树枝"。输乳管共 15 ～ 20 条，以乳头为中心，呈放射状排列，汇集于乳晕，开口于输乳孔。当多个"树枝"汇集后，就形成了"树干"。输乳管在乳头处较为狭窄，继之膨大，称为输乳管窦，有储存乳汁的作用（图 5-3，图 5-4）。

3. 孕期乳房的二次发育　孕期在多种激素的作用下，乳房迅速发育。怀孕 5 ～ 6 周后，乳房开始增大，至孕中期达高峰。此时可以见到皮下浅静脉曲张，皮肤出现白纹，乳头增大，乳晕扩张，乳头及乳晕颜色变深，表皮增厚。在乳晕内可见 12 ～ 15 个突起的乳晕腺，又称"蒙氏结节"，可分泌脂类物质以润滑乳头（图 5-5）。

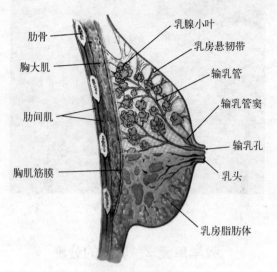

肋骨

胸大肌

肋间肌

胸肌筋膜

乳腺小叶

乳房悬韧带

输乳管

输乳管窦

输乳孔

乳头

乳房脂肪体

图 5-3　乳房结构

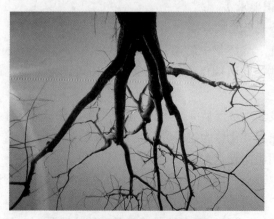

图 5-4　乳房的内部结构类似一棵"树"

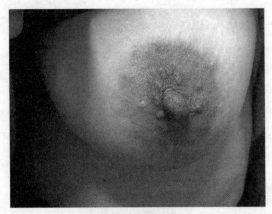

图 5-5　蒙氏结节

教学单元 2　乳汁的分泌

【教学目标】

掌握泌乳的生理分期，了解生理性泌乳的调节。

【知识要求】

1. 泌乳的生理分期

初乳：从怀孕中后期开始到产后 2～5 天所分泌的乳汁称为初乳。初乳质稠色微黄，量较少，但可以满足婴儿最初几天的需要。

过渡乳：从产后 2～5 天到产后 10 天左右的乳汁，初乳逐渐向成熟乳转化称为过渡乳，也是俗称的"下奶"，这个时期乳汁的量相比初乳有大幅度的增加。

成熟乳：产后 10 天以后的乳汁，被称为成熟乳，这个时期乳汁的产量由乳汁的移出量决定。

晚乳：产后 7～8 个月以后的母乳称为晚乳，与成熟乳相比，蛋白质、脂肪和碳水化合物的比例变化不大，但是维生素和矿物质等营养成分均逐渐下降。

2. 泌乳的调节　乳汁的分泌受体液与神经因素共同调节。在怀孕的前半程，雌激素和孕激素共同作用下，乳腺的导管结构开始生芽、扩大并发多个分支；怀孕中期，随着垂体分泌的催乳素和胎盘分泌的雌激素、孕激素水平进一步升高，乳腺末端的输乳管明显增生，腺泡结合成较大的乳腺小叶，发育逐渐成熟；怀孕末期至分娩时，血中催乳素的水平达高峰，发育成熟的腺泡开始分泌，此时的分泌物称为初乳。由于此时血中的雌激素和孕激素水平仍过高，抑制了催乳素的泌乳作用，使具备泌乳功能的乳腺并不泌乳。分娩后，雌激素和孕激素水平突然下降，减少对催乳素的抑制作用，此时，乳腺对催乳素发生反应，开始并维持泌乳。

神经系统在乳汁分泌调节过程中也起到重要作用。当婴儿吮吸乳头时，可刺激乳头乳晕内的神经末梢，引起下丘脑释放催乳素释放因子，催乳素释放因子作用于腺垂体使之释放催乳素，使乳腺处于分泌状态，此状态同时反馈到下丘脑，使其作用于神经垂体，将其贮存的催乳素释放入血，作用于腺泡的肌上皮细胞和乳管的平滑肌细胞，促进乳汁的排空及继续分泌（图 5-6）。

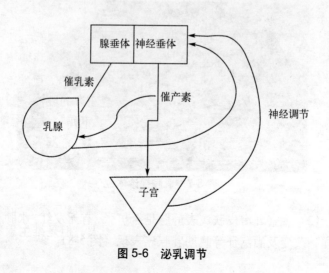

图 5-6　泌乳调节

教学单元3 乳房检查

【教学目标】

掌握乳房的检查方法。

【知识要求】

1. 乳房检查准备　乳房检查要有良好的照明条件，避免微小病变引起的体征被忽略；最好采用端坐位，先两臂下垂，然后双手叉腰再行检查，两侧乳房充分暴露，以利对比。当仰卧位检查时，可垫以小枕头抬高肩部使乳房能较对称地位于胸壁上，以便进行详细地检查。以乳头为中心各做一垂直线和水平线，可将乳房分为4个象限，便于记录病变部位。

2. 乳房及乳头视诊

（1）观察两侧乳房的形状、大小是否对称，有无局限性隆起、凹陷或瘢痕。正常女性坐位时两侧乳房基本对称。一侧乳房明显增大，可见于先天畸形、炎症、较大肿物等；一侧乳房明显缩小，可见于发育不全（图5-7）。

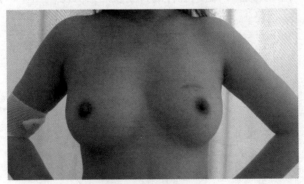

图5-7　乳腺视诊体位

（2）观察乳房皮肤浅表静脉是否扩张，有无发红、水肿、"橘皮样"改变及酒窝征等晚期乳腺癌表现（图5-8）。

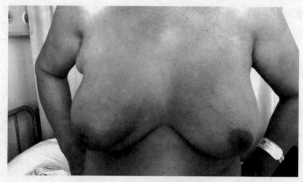

图 5-8　晚期乳腺癌

（3）观察两侧乳头是否在同一水平（图 5-9），如乳头上方有癌肿，可将乳头牵向上方，或乳腺手术也可使两侧乳头高低不同。乳头内陷可为发育不良所致，若是一侧乳头近期出现内陷，则有临床意义。还要注意乳头、乳晕有无糜烂。

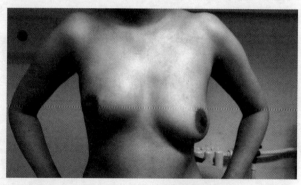

图 5-9　乳头不在同一水平

3. **乳房触诊**　病人端坐，两臂自然下垂，乳房肥大下垂明显者，可取平卧位，肩下垫小枕，使胸部隆起。检查者采用手指掌面而不是指尖作触诊，不要用手指捏乳房组织，否则会将捏到的乳腺组织误认为肿块。应循序对乳房外上、外下、内下、内上、腋尾部及中央区乳头乳晕做全面检查（图 5-10 至图 5-15）。
先查健侧，后查患侧。

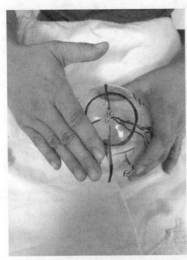

图 5-10　乳腺触诊示范（外上）

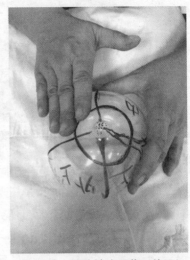

图 5-11　乳腺触诊示范（外下）

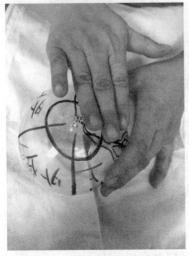

图 5-12　乳腺触诊示范（内下）

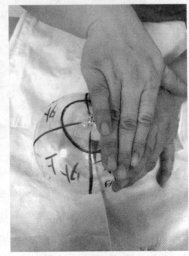

图 5-13　乳腺触诊示范（内上）

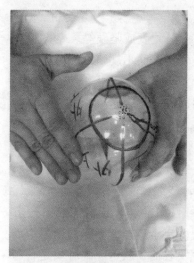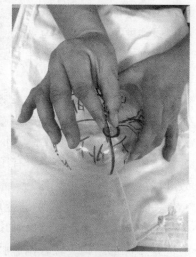

图 5-14 乳腺触诊示范（腋尾部）　图 5-15 乳腺触诊示范（中央区及挤压乳头）

（1）硬度和弹性：正常乳房呈模糊的颗粒感和柔韧感，皮下脂肪组织的多少，可影响乳房触诊的感觉。青年人乳房柔软，触之有弹性，质地均匀一致。中年人可触及乳腺小叶，切勿认为肿块。老年人多成纤维和结节感。女性处于生理周期时，乳房小叶充血，触之有紧张感，月经后充血消退。妊娠期乳房增大饱满有柔韧感，而哺乳期则呈结节感。乳房炎症或肿物浸润时局部硬度增加，弹性消失。

（2）压痛：乳房的某一区域压痛提示其下有炎症存在。月经期乳房亦较敏感，恶性病较少出现压痛。

（3）肿块：触及乳房肿块后，应注意下列特征。

①部位：必须指明肿块的确切部位。一般肿块的定位方法是以乳头为中心，按时针钟点的方向和轴位予以描述。另外还应记录肿块与乳头间的距离，以确切定位肿块位置。

②大小：描述肿块长度、宽度和厚度，以便将来肿块增大

或缩小时进行比较。

③硬度：一般描述为柔软、中等硬度或坚硬等。良性肿物多为柔软或囊性感觉；恶性多坚硬伴表面不规则；炎性病变亦可表现为坚硬。

④外形：肿块外形是否规则，表面是否光滑、边界是否清楚。多数良性肿物表面光滑规整，恶性肿物多凹凸不平。然而，必须注意炎性病变亦可致肿块不规则。

⑤压痛：确定肿块是否有压痛及其程度。一般炎性病变所致肿块常表现为中度至重度压痛，多数恶性病变则压痛不明显。

⑥活动度：确定肿块是否可自由活动，若仅能向某一方向移动或固定不动，应明确肿块固定于皮肤、乳腺周围组织或者固定于深部结构。轻轻捻起肿块表面皮肤可明确肿块是否与皮肤粘连。如有粘连而无炎症表现，应警惕乳腺癌的可能。一般说，良性肿瘤的边界清楚，活动度较大。恶性肿瘤的边界不清，质地硬，表面不光滑，活动度小。炎性病变肿块亦较固定。检查肿块与深部组织的关系时，可让病人两手叉腰，使胸肌保持紧张状态，若肿块活动度受限，表示肿瘤侵及深部组织。

（4）触诊乳头乳晕：轻挤乳头，若有溢液依次挤压乳晕四周，并记录溢液来自哪一个乳管，必要时乳管镜探查（图5-16）。

（5）检查腋窝、锁骨上、锁骨下及颈部淋巴结：检查者面对病人，右手检查左腋，左手检查右腋。检查左腋时，先让病人左上肢向外上屈肘外展抬高约45°，然后嘱病人放松上肢，搁置在检查者的前臂上，检查者右手指并拢，掌面贴近胸壁向上逐渐达腋窝顶部，滑动触诊，依次检查腋间淋巴结群、中央淋巴结群，然后将手指掌面转向腋窝前壁，在胸大肌深面检查胸肌淋巴结群。再翻掌向外，将患者外展之上臂下垂，触诊腋窝外侧淋巴结群。检查肩胛下组淋巴结时宜站在病人背后，触

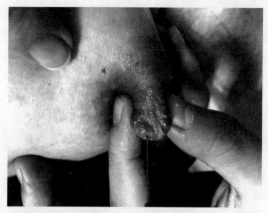

图 5-16　探查溢液乳管

摸背阔肌前内侧，检查肩胛下淋巴结群。最后检查锁骨上、锁骨下及颈部淋巴结。触诊各组淋巴结应注意其大小、数目、硬度、压痛、活动度、与皮肤有无粘连等（图 5-17 至图 5-19）。

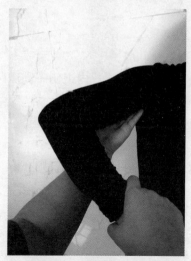

图 5-17　腋窝淋巴结触诊

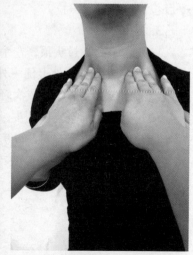

图 5-18　锁骨上淋巴结触诊

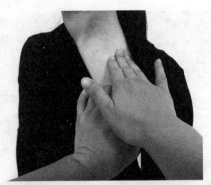

图 5-19　锁骨下淋巴结触诊

【技能要求】

乳腺的自我检查

1. 自查的最佳时机　月经结束或两次月经周期之间。因为此时乳房较为松软，无胀痛，容易发现异常。

2. 自查前的准备　身着宽松的衣物，褪去文胸或背心，取平卧位。

3. 具体步骤

(1) 右手高举过头顶，左手查右侧乳房。

(2) 按照乳房的外上侧→外下侧→内下侧→内上侧→乳房与腋窝的连接处的顺序，依次轻轻按压乳房。

(3) 拇指及示指轻提乳头，观察是否有液体溢出。

(4) 以相同方式查对侧乳房。

4. 注意事项　如果有肿块或疼痛较为明显的部位，则在查体时最后触及此部位。

第 2 节　母乳喂养的意义

教学单元 1　母乳喂养的益处

【教学目标】

了解母乳对婴儿、对产妇、对家庭及对社会的益处。

【知识要求】

1. 母乳喂养对婴儿的益处

（1）提供足够营养

①母乳含有最天然的营养成分。母乳蛋白质中乳蛋白和酪蛋白的比例，最适合新生儿和早产儿的需要，保证氨基酸完全代谢，不至于积累过多的苯丙氨酸和酪氨酸。

②母乳成分随婴儿月龄增加而变化，以适应婴儿的需求，是其他代乳品所无法取代的。

（2）保护婴儿健康

①保护婴儿免受感染、腹泻、中耳炎、过敏性疾病侵袭。母乳喂养减少了细菌感染的可能，母乳能增强新生儿抗病能力，初乳和过渡乳中含有丰富的分泌型 IgA（sIgA），能增强新生儿呼吸道抵抗力。母乳中溶菌素高，巨噬细胞多，可以直接灭菌。乳糖有助于乳酸杆菌、双歧杆菌生长，乳铁蛋白含量也多，能够有效地抑制大肠埃希菌的生长和活性，保护肠黏膜，使黏膜免受细菌侵犯，增强胃肠道的抵抗力。

②降低婴儿猝死症、坏死性小肠结肠炎危险。母乳中不饱和脂肪酸含量较高，且易吸收，钙磷比例适宜，糖类以乳糖为主，有利于钙质吸收，总渗透压不高，不易引起坏死性小肠结肠炎。

③预防过敏性疾病，如哮喘、过敏性湿疹等疾病。

④预防肥胖、高血压、糖尿病等慢性病。研究表明，吃母乳的新生儿，成年以后患心血管疾病、糖尿病的概率，要比未

吃母乳者小得多。

（3）促进婴儿发育

①促进脑细胞和智力的发育。母乳中谷氨酸和牛磺酸的成分都较高，有利于新生儿脑生长，促进智力发育。

②吸吮的运动对语言能力的发展有促进作用。

（4）增强母婴感情，使新生儿得到更多的母爱，增加安全感，有利于成年后建立良好的人际关系，也为婴儿的情商培养奠定基础。

2. **母乳喂养对产妇的益处**

（1）促进产后恢复

①促进子宫恢复，减少产后出血。

②降低妈妈患乳腺癌和卵巢癌的危险。

③帮助妈妈尽快恢复体型。

（2）增进母子感情，对妈妈与宝宝一生的交流起到重要的作用。

3. **母乳喂养对家庭的益处**

（1）经济：节省时间、减少支出、降低浪费。

（2）方便：随时供应，省时省力，减少污染。

（3）省心：母乳喂养宝宝更健康，让父母有更充足的精力应付紧张的工作。

4. **母乳喂养对社会的益处**

（1）母乳喂养的孩子身体素质好，不易患病，有利于提高全民身体素质。

（2）母乳喂养的母亲对婴儿慈爱，有助于小儿智力、社交能力的发育，有助于家庭和睦、社会安定。

教学单元 2　母乳的成分

【教学目标】

了解母乳的成分及变化。

【知识要求】

1. **母乳的营养成分与免疫成分**

(1) 母乳的成分可以大致分为营养成分和生物活性成分，营养成分即为满足婴儿生长发育所需的物质。生物活性成分即包括免疫细胞和免疫活性物质，如部分具有免疫功能的蛋白质、脂肪、糖类(碳水化合物)等。营养成分和免疫成分并非相互独立，很多成分同时具备多重的角色与功能，相互之间互相促进和影响，以发挥最佳的保护作用。

(2) 母乳的营养成分主要包括脂肪、蛋白质、糖类、矿物质和少量的维生素。母乳中的脂肪包括三酰甘油、磷脂、胆固醇等。母乳中的蛋白质不仅是新生儿构造机体的物质基础，而且能够给新生儿提供免疫性和非免疫性的防御功能。碳水化合物在各个时期的母乳中含量相对恒定，主要成分为乳糖，可以改善婴儿的肠道环境，促进婴儿大脑发育。矿物质主要为铁、钙、钠、锌等，均为婴儿生长过程中的必需元素。母乳中含有的少量维生素对防止婴儿出现因维生素缺乏而产生的疾病起到重要作用。

(3) 母乳中的免疫成分包括部分蛋白质（sIgA、乳铁蛋白、黏蛋白等）及肽类、脂肪、糖类等。这些免疫成分的存在决定了母乳不可替代的地位，给予婴儿足够的免疫物质及免疫细胞以抵抗外界细菌及病毒的侵扰。

2. **各期母乳的成分变化**　经鉴定母乳中成分有 1000 多种，不仅可以给婴儿提供必需的营养，同时具有相当好的生物活性。在正常哺乳的情况下，在产后早期母乳的成分变化明显，之后相对固定；在不同的时期，为适应婴儿各阶段的发育需求，乳汁成分会在相对较窄的范围内轻微变化，母乳喂养与母婴之间是一个相互影响的过程。同时期的母乳，外观和分泌量会不同，其实母乳可以分为初乳、过渡乳、成熟乳和晚乳，不同阶段母乳的生物学成分和特性都不一样（表5-1）。

表5-1　初乳、过渡乳、成熟乳的成分变化

	初乳	过渡乳	成熟乳
产量	量少，每日15～45ml	不断增加	量多，可达700～1000ml
所含物质	脂肪少，蛋白质丰富，免疫活性物质sIgA、维生素A、牛磺酸、矿物质含量丰富	脂肪含量高，蛋白质及矿物质含量渐低，乳铁蛋白和溶菌酶保持稳定，而sIgA迅速下降	蛋白质约为1.1%，脂肪3.8%，糖类7.0%，矿物质0.2%
主要功能	有利于新生儿发育和抗感染	婴幼儿能量来源	婴幼儿能量来源

"前奶"与"后奶"：在挤出乳汁哺乳的妇女中，可以发现刚挤出的乳汁和后挤出的乳汁颜色有所不同，这就是人们通常认为的"前奶"和"后奶"。前奶比较稀薄，含有较多的乳糖和蛋白质，颜色较清，后奶比较浓稠，含有较多的脂肪。

第3节　母乳喂养指南及母乳代用品

教学单元1　母乳喂养指南

【教学目标】

简单了解母乳喂养相关指南。

【知识要求】

1."婴幼儿喂养全球战略"

（1）婴幼儿喂养全球战略指导了孕产妇的膳食营养，婴儿至2岁幼儿的喂养方法，并涵盖了爱婴医院的建立模式等内容。

（2）根据婴幼儿喂养全球战略，适当的婴幼儿喂养行为包

括如下内容。

①婴儿从初生至 6 个月内应给予纯母乳喂养。

②适时添加营养、安全的辅助食品，并持续哺乳至 2 岁或 2 岁以上。

③为生存条件特别困难的婴幼儿提供适当的喂养（低体重新生儿、母亲为人类免疫缺陷病毒携带者的婴儿、紧急情况下的婴儿、营养不良的婴儿等）。

2.《成功母乳哺育的十个步骤》

（1）颁布母乳哺育政策，并定期与医护人员就哺乳政策交流。

（2）培训所有医护人员执行政策所需的技术。

（3）告知所有孕妇哺喂母乳的益处及哺乳的方式。

（4）帮助母亲在产后 30 分钟内（美国是 1 小时内）开始哺乳。

（5）教导母亲如何哺乳，以及在母婴必须分离的状况下维持泌乳。

（6）除非有医疗上的需要，不提供新生儿母乳之外的任何食物和饮品。

（7）实施 24 小时亲子同室，让母亲和婴儿 24 小时都待在一起。

（8）鼓励母亲按婴儿的饥饿需求哺乳。

（9）不提供人工奶嘴或安抚奶嘴（也称作假奶嘴）给母乳婴儿。

（10）促成母乳支持团体的设立，并在母亲出院后转介至此类团体。

3."6 月龄内婴儿母乳喂养指南"推荐

（1）产后尽早开奶，坚持新生儿第一口食物是母乳。

（2）坚持 6 月龄内纯母乳喂养。

（3）顺应喂养，建立良好的生活规律。

（4）生后数日开始补充维生素 D，不需补钙。

（5）婴儿配方奶是不能纯母乳喂养时的无奈选择。

（6）监测体格指标，保持健康生长。

4."7—24 月龄婴幼儿喂养指南"推荐

（1）继续母乳喂养，满 6 月龄起添加辅食。

（2）从富铁泥糊状食物开始，逐步添加达到食物多样化。

（3）提倡顺应喂养，鼓励但不强迫进食。

（4）辅食不加调味品，尽量减少糖和盐的摄入。

（5）注重饮食卫生和进食安全。

（6）定期监测体格指标，追求健康生长。

5.《母乳喂养促进策略指南 2018 版》推荐

（1）哺乳准备

①母亲乳头内陷或乳头扁平不影响哺乳，不推荐孕期进行乳头牵拉或使用乳垫（强推荐，高质量）。

②对患有抑郁症的孕产妇提供母乳喂养的专业支持有助于延长母乳喂养时间（强推荐，低质量）。

③孕期对父亲进行母乳喂养相关知识教育可提高母乳喂养率（强推荐，中等质量）。

④返院随访、家访、电话随访等产后随访系统可延长母乳喂养时间（强推荐，高质量）。

⑤母婴机构应有明确的母乳喂养书面政策，并应常规传达给员工，每位员工应具备足够的知识、能力及技巧帮助实施母乳喂养；母婴机构应向孕妇及家属宣传母乳喂养的益处及实施方法，并规划和协调出院后母婴相关服务，以便父母及婴儿获得母乳喂养的持续支持（强推荐，极低质量）。

（2）早期建立母乳喂养策略

①新生儿娩出后宜尽早吸吮（＜ 30 分钟）（强推荐，极低质量）。

②新生儿生后尽早（＜1 小时）与母亲进行肌肤接触（强推荐，中等质量）。

③生后母婴同室（强推荐，低质量）。

（3）母乳喂养有效性的评估方法

①新生儿胎粪转黄时间可用于间接评估母乳喂养的有效性（弱推荐，极低质量）。

②根据婴儿尿量可间接评估母乳喂养的有效性（弱推荐，极低质量）。

③采用生长曲线监测体重增长速率是评估母乳喂养有效性的重要依据（强推荐，低质量）。

④采用母乳喂养评估量表可早期发现需要哺乳支持的母亲（弱推荐，低质量）。

（4）母乳喂养过程中常见问题处理

①乳房充血肿胀及乳腺炎

指导乳母掌握正确的母乳喂养方法可预防乳房充血肿胀（弱推荐，低质量）。

乳母患乳腺炎时应及时寻求乳腺专科医生的专科治疗，采取排空乳房、休息、镇痛等对症支持措施，必要时用抗生素治疗；严重时需暂停乳房喂养，但应排空乳房（强推荐，极低质量）。

②新生儿低血糖

早吸吮和早接触可降低新生儿低血糖发生的风险（强推荐，低质量）。

高危新生儿生后 1 小时内应监测血糖（强推荐，极低质量）。

无症状低血糖婴儿可继续母乳喂养，有临床症状或血糖 ＜ 2.6mmol/L 时可静脉输注葡萄糖（强推荐，极低质量）。

③母乳相关性黄疸

按需哺乳（频率≥8次/24小时）有助于预防母乳相关性黄疸的发生（弱推荐，低质量）。

母乳相关性黄疸婴儿不应中断母乳喂养（强推荐，低质量）。

对于诊断明确的母乳相关性黄疸婴儿，当胆红素水平低于光疗界值时，不建议光疗和其他治疗（强推荐，极低质量）。

对于诊断明确的母乳相关性黄疸婴儿，当胆红素水平达到光疗指征，允许母亲在婴儿光疗间歇期进行母乳喂养并照顾新生儿（强推荐，中等质量）。

对诊断明确的母乳相关性黄疸婴儿，若一般情况良好，无其他并发症，可常规预防接种（强推荐，极低质量）。

④牛奶蛋白过敏：鼓励牛奶蛋白过敏的婴儿继续母乳喂养，但母亲应回避牛奶及其制品的摄入，并补充钙剂（强推荐，极低质量）。

⑤母乳分泌不足

医护人员应帮助乳母分析乳汁分泌不足的原因，同时增强乳母坚持哺乳的信心（强推荐，低质量）。

不推荐乳母摄入过多液体（包括汤类食物）以增加母乳分泌量（弱推荐，中等质量）。

⑥婴儿体重增长不足：母乳喂养婴儿的体重增长不足时，应详尽分析母亲与婴儿双方的原因，必要时转诊至相关专科（强推荐，极低质量）。

⑦母乳的家庭贮存

母亲可将乳汁短期(<72小时)贮存于冰箱冷藏室(≤4℃)，或将富余的乳汁长期(<3个月)贮存于冰箱冷冻室(<−18℃)（强推荐，极低质量）。

母亲均应直接乳房喂养，需要时可泵出乳汁用奶瓶喂养，但不建议频繁泵乳（强推荐，低质量）。

教学单元 2　母乳代用品

【教学目标】

了解配方奶喂养对婴儿及产妇的影响。

【知识要求】

1. 配方奶喂养的风险

（1）配方奶喂养对婴儿的风险

① 增加患哮喘的风险。

② 增加患过敏的风险。

③ 延缓了认知的发展。

④ 增加患急性呼吸系统疾病的风险。

⑤ 增加了患牙齿错位咬合的风险。

⑥ 增加了因使用受污染的配方奶粉而染病的风险。

⑦ 增加了营养缺乏的风险。

⑧ 增加了患儿童癌症的风险。

⑨ 增加了患慢性疾病的风险。

⑩ 增加了患糖尿病的风险。

⑪ 增加了患心血管病的风险。

⑫ 增加了肥胖的风险。

⑬ 增加了患胃肠感染的风险。

⑭ 增加了死亡的风险。

⑮ 增加了患中耳炎和耳朵感染的风险。

⑯ 增加了由于环境污染而引起不良反应的风险。

（2）配方奶喂养对产妇的风险

① 增加了患乳腺癌的风险。

② 增加了超重的风险。

③ 增加了患卵巢癌和子宫内膜癌的风险。

④ 增加了患骨质疏松症的风险。

⑤增加了患糖尿病的风险。

⑥增加了患风湿性关节炎的风险。

⑦增加了紧张和忧虑的风险。

2.《国际母乳代用品销售守则》

《国际母乳代用品销售守则》是一整套有关监管母乳代用品、奶瓶和奶嘴销售的建议。宗旨是为婴儿提供安全而充足的营养做贡献。保护并促进母乳喂养，并在需要使用母乳代用品时，根据充足的资料并通过适当销售和散发，保证正确使用母乳代用品。

（1）禁止对公众进行代乳品、奶瓶或奶嘴的广告宣传。

（2）禁止免费向母亲提供代乳品样品。

（3）禁止在保健机构中使用代乳品。

（4）禁止公司向母亲推销代乳品。

（5）禁止向保健工作者赠送礼品或样品。

（6）禁止以文字或图画形式宣传母乳喂养，包括在产品标签上印婴儿的图片。

（7）向卫生保健工作者提供的资料必须具有科学性和真实性。

（8）有关人工喂养的所有资料包括产品标签都应该说明母乳喂养的优点及人工喂养的代价及危害。

（9）不适合的产品，如加糖炼乳，不应推销给婴儿。

（10）所有的食品必须是高质量的，同时要考虑到使用这些食品的国家的气候及保存条件。

3. 母乳代用品是指以婴儿为对象的婴儿配方食品，以及在市场上以婴儿为对象销售的或以其他形式提供的经改制或不经改制适宜于部分或全部代替母乳的其他乳或乳制品、食品和饮料，包括瓶装辅助食品、奶瓶和奶嘴。

考核单元

1. 判断题（总计 28 分，每题 2 分）

(1) 乳房的内部结构主要由腺体、输乳管和纤维组织等组成。（×）

(2) 蒙氏结节是一种病理性表现，需要治疗。（×）

(3) 母乳可以被其他代乳品替代。（×）

(4) SIgA 在成熟乳中含量最高。（×）

(5) 为病人进行乳房查体时既可选择坐位也可选择平卧位。（√）

(6) 进行乳房查体前后都需要洗手。（√）

(7) 初乳中的蛋白质含量比成熟乳中的高。（×）

(8) 母乳中的营养物质与免疫物质是相互独立的。（×）

(9) 乳蛋白和酪蛋白帮助新生儿进行氨基酸代谢。（√）

(10) 婴儿猝死症与坏死性小肠结肠炎均与母乳中水分的含量相关。（×）

(11) 吸吮运动可以促进婴儿的语言能力发展。（√）

(12) 母乳喂养可以减少母亲患宫颈癌的危险。（√）

(13) 初乳为婴儿的主要能量来源。（√）

(14) 前奶与后奶的主要区别在于脂肪与蛋白质的含量不同。（√）

2. 选择题（总计 42 分，每题 3 分）

(1) 每侧乳腺有 ____ 腺叶。（B）

A. 10～15 个　　　　　　　B. 15～20 个

C. 20～25 个　　　　　　　D. 25～30 个

(2) 乳房视诊的注意事项错误的是 ____。（D）

A. 视诊时环境温度要适宜，光线要充足

B. 嘱患者褪去衣物

C. 患者取坐姿，双手自然下垂放于身体两侧，挺胸抬头

D. 视诊内容包括乳房大小、乳头及乳晕

（3）母乳喂养的优点是 ____。（ABCD）

A. 具有免疫功能   B. 利于母亲健康恢复

C. 母子感情亲密   D. 营养丰富全面

（4）初乳是指产后 ____ 分泌的乳汁。（A）

A. 5 天   B. 6 天   C. 7 天   D. 8 天

（5）乳房查体的正确顺序是 ____。（B）

A. 内下侧→内上侧→外上侧→外下侧→乳房与腋窝的连接处

B. 外上侧→外下侧→内下侧→内上侧→乳房与腋窝的连接处

C. 外下侧→外上侧→内下侧→内上侧→乳房与腋窝的连接处

D. 乳房与腋窝的连接处→外上侧→外下侧→内下侧→内上侧

（6）触及肿块时需要注意以下 ____ 特征。（ABCD）

A. 肿块大小   B. 肿块表面皮肤

C. 肿块的位置   D. 肿块是否有压痛

（7）产后 6～10 天的乳汁称为 ____。（B）

A. 初乳   B. 过渡乳   C. 成熟乳   D. 晚乳

（8）母乳能提供给婴儿 ____ 内全部营养。（C）

A. 3 个月   B. 4 个月

C. 6 个月   D. 10 个月

（9）世界卫生组织关于促使母乳喂养十点措施不包括 ____。（BDE）

A. 对所有保健人员进行必要的技术培训，使其能实施这一政策

B. 禁止对公众进行代乳品、奶瓶或橡皮奶头的广告宣传

C. 除母乳外，禁止给新生婴儿吃任何食物或饮料，除非有医学指征

D. 帮助母亲在产后即刻开始母乳喂养

E. 鼓励母亲应用配方奶进行婴儿喂养

(10) 初乳与过渡乳中含有较高的分泌型免疫球蛋白 ____，能增强呼吸道和消化道的抵抗力。(D)

A. IgG　　B. IgE　　　　C. IgS　　　　D. SIgA

(11) 有关哺乳解剖和生理，错误的是 ____。(C)

A. 乳窦位于乳晕下面

B. 肌上皮细胞环绕小泡

C. 催乳素是与喷乳有关的激素

D. 乳汁排空对产乳是十分重要的

(12) 造成母乳不足的原因，错误的是 ____。(C)

A. 未早开奶，早吸吮　　B. 母亲对喂养信心不足

C. 婴儿吸吮次数太多　　D. 未能实施按需哺乳

(13) 母乳优于代乳品是因为 ____。(D)

A. 蛋白质成分　　　　　B. 脂肪酶

C. 表皮生长因子　　　　D. 以上都是

(14) 增加产乳的方法主要有 ____。(AB)

A. 频繁排空乳房　　　　B. 多喝流汁

C. 增加热量　　　　　　D. 补充维生素 D

E. 避免与婴儿进行皮肤接触

3. 乳腺查体（30 分，考核分数 ×0.3）

(1) 本题分值：100 分。

(2) 考核时间：10 分钟。

(3) 考核形式：实际操作。

(4) 否定项说明：若考生发生下列情况之一，应终止考试计为零分。

①查体前未进行沟通。

②未进行淋巴结触诊。

配分及评分标准

序号	考核内容	考核要点	配分	评分标准	扣分	得分
1	准备工作	(1) 环境温度适宜，有遮挡帘，保护患者隐私	17	环境温度过高或过低扣2分；未注意保护患者隐私扣3分		
		(2) 嘱患者褪去衣物		未嘱咐患者褪去衣物扣2分		
		(3) 嘱患者取坐姿，双手自然下垂放于身体两侧，挺胸抬头		未告知患者摆出正确的体位扣5分		
		(4) 接触患者前先洗手		接触患者前未洗手扣5分		
2	视诊	(1) 观察双侧乳房大小、下垂程度、是否对称	29	漏点漏项每项扣3分		
		(2) 皮肤是否红肿、水肿、凹陷、静脉曲张、是否突起		漏点漏项每项扣2分		
		(3) 乳头：有无凹陷、异常分泌物、皲裂、水疱		漏点漏项每项扣2分		
		(4) 乳晕：有无扩大或色素沉着		漏点漏项每项扣2分		

配分列中：(1)对应5，(2)对应2，(3)对应5，(4)对应5；(1)对应9，(2)对应8，(3)对应8，(4)对应4

续表

序号	考核内容	考核要点		配分		评分标准	扣分	得分
3	乳房触诊	(1) 皮肤硬度、弹性		42	4	漏点漏项每项扣2分		
		(2) 是否触痛、压痛			4	漏点漏项每项扣2分		
		(3) 是否触及包块，若有描述其位置、距乳头距离、大小、边缘是否光滑、与周围组织分界是否清楚、有无压痛、活动度情况			14	漏点漏项每项扣2分		
		(4) 触诊手法：四指并拢，以手指之指腹轻压乳房			10	手法错误扣10分		
		(5) 触诊顺序:遵循"握手原则"，健侧优先，由外上-外下-内下-内上-腋尾部（乳房与腋窝连接处）；疼痛部位或肿块最后触及			10	未遵循"握手原则"扣4分；顺序错误扣4分；有漏查部位扣2分；违反优先原则扣2分		
4	腋窝淋巴结触诊	遵循顶后内前外的顺序，感受是否有肿大淋巴结		5	5	顺序错误扣5分		
5	结束工作	(1) 帮助患者整理好衣物		7	2	未帮助患者整理衣物扣2分		
		(2) 洗手			5	未洗手扣5分		
6	否定项	若考生发生下列情况之一，应终止考试计为零分。 (1) 查体前未进行沟通。 (2) 未进行淋巴结触诊。						
合计				100	100			

第6章

母乳喂养技术方法

第1节　母乳喂养技巧

教学单元1　婴儿口腔结构及含接技巧

【教学目标】

了解婴儿的口腔结构，掌握正确的含接姿势。

【知识要求】

1. 婴儿口腔结构

（1）婴儿口腔结构由下颌骨、上下牙槽（牙齿）、上下嘴唇、双颊（脂肪垫）、舌、口腔底部、硬腭、软腭、悬雍垂、前后腭弓组成（图6-1）。

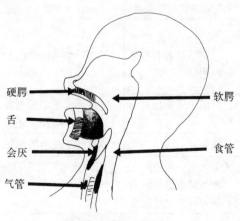

图6-1　口腔正面观

（2）母乳喂养时的婴儿口腔动作（图 6-2）。

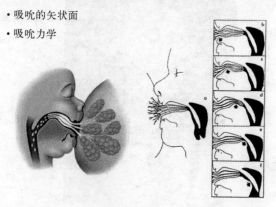

- 吸吮的矢状面
- 吸吮力学

图 6-2　母乳喂养时的婴儿口腔动作

2. 婴儿含接姿势

（1）宝宝含接时，嘴巴张得很大，把正常乳晕的大部分都含在嘴里，嘴唇边缘向外翻起，下巴贴在乳房上，鼻尖有时也会碰到乳房，乳头平均达到婴儿的硬软腭交界处约 5mm（图 6-3）。

（2）乳头混淆是指新生儿在吸吮母亲乳头之前先吸吮了奶瓶，或因各种原因频繁地给宝宝使用奶瓶喂养，致使宝宝不会吸吮或不愿吸吮母乳的现象。

（3）乳头混淆的应对方法。

①回归出生模式，增加宝宝与妈妈的肌肤接触。

②纠正含乳姿势，尽可能地让宝宝深含乳，哺乳时，妈妈要温柔地看着宝宝，跟宝宝说话，增加情感交流。

③先挤出奶水，一般乳头混淆的宝宝等不及奶水泌出，妈妈可以在喂奶前先挤出些奶水并且刺激产生喷乳反射，让宝宝第一口就吮吸到奶水缓解宝宝情绪。

④停止使用奶嘴，停止给宝宝使用奶嘴和安抚奶嘴。即使

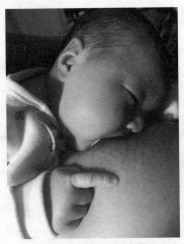

图 6-3 婴儿含接姿势

母乳不足，需要加喂配方奶粉，依次尝试小勺、杯子、针管。

教学单元 2 哺乳的姿势及指导

【教学目标】

掌握哺乳的正确姿势并指导母亲哺乳技巧。

【知识要求】

1. 哺乳前准备

(1) "七步洗手法"洗净双手（图 6-4 至图 6-10）。

> 七步洗手规范：
>
> ①掌心相对，手指并拢互相揉搓。
>
> ②掌心对手背沿指缝相互揉搓，交换进行。
>
> ③掌心相对，双手交叉指缝互相揉搓。
>
> ④弯曲手指使关节在另一掌心旋转揉搓，交换进行。
>
> ⑤一手握另一手拇指旋转揉搓，交换进行。
>
> ⑥五个手指尖并拢在另一掌心中旋转揉搓，交换进行。
>
> ⑦握住手腕回旋摩擦，交换进行。

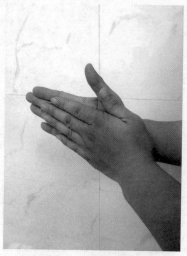

图 6-4　七部洗手法 1

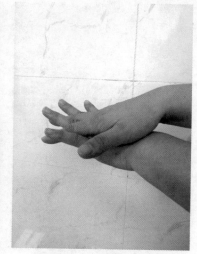

图 6-5　七部洗手法 2

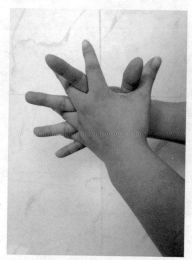

图 6-6　七部洗手法 3

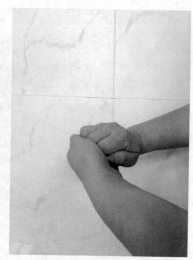

图 6-7　七部洗手法 4

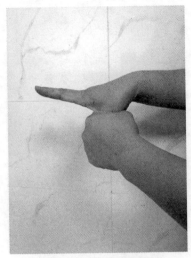

图 6-8　七部洗手法 5

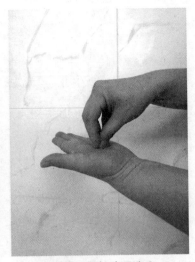

图 6-9　七部洗手法 6

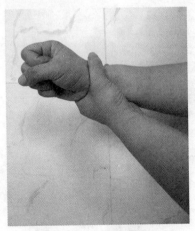

图 6-10　七部洗手法 7

（2）如乳头使用药物时，应先清洗或擦拭乳头。

（3）准备防溢乳垫，防止一侧乳房中乳汁溢出。

（4）准备干净的尿不湿，预防宝宝吃奶时大小便。

2. 哺乳姿势的选择

（1）抱婴儿姿势：母亲身体自然放松，宝宝身体贴近母亲，宝宝的头与身体要呈一条直线；宝宝鼻头对准乳头，下颌碰到乳房；母亲托着新生儿的头部、肩部及臀部（图6-11）。

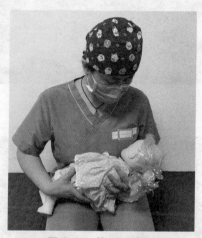

图 6-11　抱婴儿姿势

（2）托乳房姿势：示指和拇指呈"C"形，以示指托住乳房的底部，拇指轻压乳房上方，其余三指并拢贴在乳房的胸壁上；避免"剪刀式"夹托乳房（除非在奶流过急或宝宝有呛溢时）；不建议手指离乳头太近，等宝宝含接好后，可及时撤出手来搂住宝宝，形成一个舒适的体位。

（3）侧卧式哺乳姿势：妈妈侧躺，然后让宝宝在面向妈妈的一方侧躺，妈妈手托乳房，将乳头送到宝宝口中（图6-12）。

（4）坐式哺乳姿势：妈妈坐好，支撑住宝宝的头部，让他的腹部紧贴住妈妈的身体，用另一只手托着乳房，将乳头和大部分乳晕送到宝宝口中（图6-13，图6-14）。

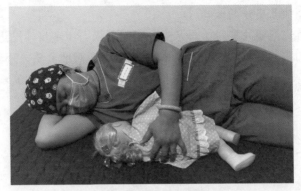

图 6-12　侧卧哺乳

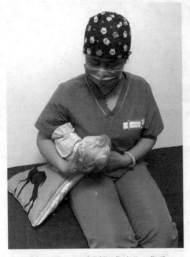

图 6-13　"橄榄球式"哺乳

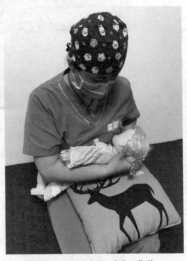

图 6-14　"交叉式"哺乳

　　(5) 半躺式哺乳姿势:半躺式哺乳法也被叫作"生物养育法"就是一种向后半斜躺的方法。妈妈先放松,然后向后斜躺,将婴儿面对面地抱在胸前进行哺乳。这样当母婴身体贴近时,双方都释放所有本能及反射,使哺乳更轻松愉快,这是母婴二人的协调，无须任何规则（图 6-15，图 6-16）。

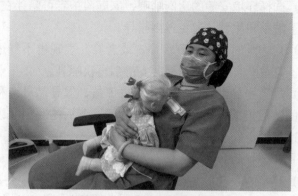

图 6-15　半躺式哺乳侧面观

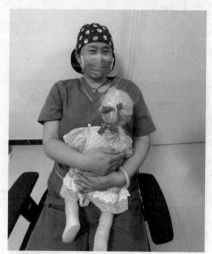

图 6-16　半躺式哺乳正面观

3.哺乳姿势注意要点

（1）没有绝对正确的哺乳姿势，只有相对舒适的哺乳姿势，母乳指导老师需要帮助妈妈找到适合她且舒适的姿势，让她放松下来。

（2）选择环境安静的房间哺喂，家庭照护者可陪伴在身边，适当给予鼓励和称赞，避免过多指导。

（3）当哺乳时母亲感到疼痛，或者婴儿表现也不舒适，建议暂停，需重新含乳，或待婴儿安静后再次哺乳。

（4）母乳指导老师需要先观察再评估，倡导以母亲和婴儿为主导的哺喂模式，出现问题时追溯问题背后的原因，让母亲倾诉，适当给予安抚。

4. 良好含接的判断

（1）婴儿的表现：吞咽声、没有吧嗒响。

（2）母亲的感受：放松、舒适、没有痛感、乳房松软。

5. 识别婴儿饥饱信号

（1）识别婴儿饥饿信号：寻乳、吸吮手指或衣领、吧嗒嘴等，直到非常饥饿就会哭闹（图 6-17，图 6-18）。

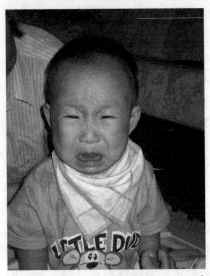

图 6-17　哭闹寻乳

（2）识别婴儿饱腹信号：主动松开乳头、安静、甚至微笑、蹬踹小腿的行为等（图 6-19）。

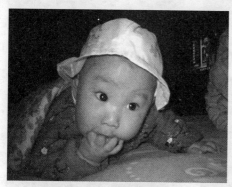
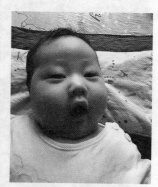

图 6-18　吸吮手指　　　　　图 6-19　婴儿满足

6.母乳喂养的评估记录

（1）记录母亲的哺乳次数，哺乳姿势，含接效果，婴儿体重下降及恢复情况，大小便的次数和颜色、性状、量，是否有黄疸及测试数值等。

（2）母乳相关资料收集：涉及个案问题，就要具体问题具体分析，作为母乳指导还要询问母亲喂哺过程中的变化，甚至照护者的指导内容。

7.溢奶及拍"嗝"方法　小月龄的婴儿吃完奶后，不建议立即躺下，最好是竖着抱起宝宝，轻拍后背，即可把咽下的空气排出来，也就是听见宝宝打嗝的声音。高达 70% 的婴儿会出现溢奶，随着月龄的增长，4～5 个月大的婴儿会逐渐好转，到达 12 个月后只有 4% 的婴儿仍然反流。

（1）直立拍"嗝"：将宝宝竖直抱在母亲胸前，下巴靠在母亲肩膀上，母亲一只手托住宝宝的臀部，另一只手在他的背上轻轻拍打，拍嗝时要注意手法，手要呈空心状轻轻拍打背部，动作要轻柔（图 6-20，图 6-21）。

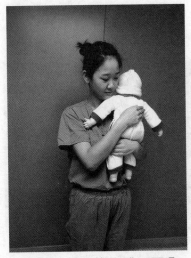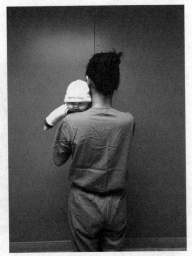

图6-20　直立拍"嗝"正面观　　　　图6-21　直立拍"嗝"背面观

（2）坐式拍"嗝"：月龄大一点的婴儿可坐在母亲的大腿上，一只手支撑住婴儿的胸部和头部，另一只手轻拍婴儿的背部。拍嗝时要注意手法，手要呈空心状轻轻拍打背部，动作要轻柔（图6-22，图6-23）。

8.混合喂养的方法

（1）补授法：每次喂养先亲喂，将两侧乳房"吸空"（没有绝对的吸空，只是感觉乳房很松软，无法听到吞咽声）后再以配方奶补足母乳不足部分。补授的乳量由小儿食欲而定，即需要多少补多少。

（2）代授法：用配方奶逐渐替代母乳，直到完全替代所有的母乳。

（3）哺乳辅助工具的选择与介绍：在不能正常哺喂的时候，需要母乳喂养指导师给母亲提供可帮助其延续母乳喂养的辅助工具。

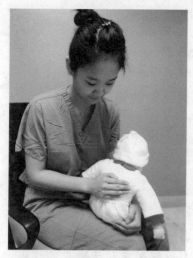
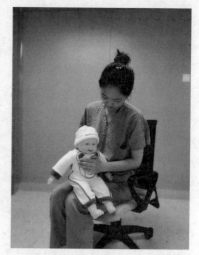

图 6-22　坐式拍"嗝"背面观　　　图 6-23　坐式拍"嗝"正面观

①乳旁加奶：在有维持泌乳需求的前提下，协助母亲使用乳旁加奶，细管尾端可放置在乳头下方，确保婴儿裹住乳头、乳晕及细管，观察婴儿的吸吮力度，避免呛咳。

②杯子、勺子：在婴儿无法直接吸吮时，不建议直接使用奶瓶喂养，乳旁加奶不适用时，可以选择杯子或勺子，竖抱婴儿，缓慢倾倒，靠近婴儿下嘴唇，不要用力压，防止呛咳。

③乳头保护罩：当乳头不能满足宝宝的直接含接，经过手法塑型还是无法被含住时，可以选用母亲感觉最舒适的乳头保护罩，使用过程中，注意贴紧乳房。

④吸奶器：吸奶器的罩杯选择，建议是适中的，乳头可以在喇叭罩内自由移动，但须充分进入喇叭口。吸奶器的模式建议模仿婴儿吸吮的模式进行，压力由小到大调节，调到乳头不痛的挡位即可。

⑤精密体重秤：能精确到 2g 的体重秤可以客观评价母乳的泌乳情况。每次喂养前后给婴儿称重，即可获取婴儿的摄入情况，

但不建议每次都称重，以免增加母亲的焦虑心理。

第 2 节　乳汁的收集及储存

教学单元 1　乳汁的收集

【教学目标】

掌握乳汁收集的方法。

【知识要求】

1. 初乳的收集

（1）认识初乳：一般认为产后 2 ～ 5 天之内的母乳为初乳。结合泌乳分期理论，孕 16 周时乳腺细胞就已经具备合成乳汁的能力了，只是在孕期，因为大量雌激素和孕激素的作用，母亲初乳的分泌被抑制，量极少，部分母亲会感觉乳头上会有黏黏的、透明的液体，干燥之后乳头上有结痂，这就是乳房分泌的初乳。新生儿出生后，随着胎盘的娩出，孕激素下降，乳汁分泌不再被抑制，乳汁开始迅速分泌，48 ～ 72 小时后达到高峰，很多母亲会感觉，产后 3 天左右乳房变得涨涨的。

初乳的量很少，尤其产后 3 天之内，婴儿出生的第一天，胃容量很小，5 ～ 7ml。因此初乳量也适应新生儿的需求。

（2）初乳成功的促进因素：世界卫生组织和中国居民膳食指南都推荐，婴儿出生 6 个月之内纯母乳喂养。推荐婴儿出生后第一口奶吃母乳。婴儿出生后要做好三早，即早接触、早吸吮、早开奶。

早期肌肤接触、早吸吮对母婴的益处很多。诸如有利于婴儿生命体征的平稳、婴儿哭泣更少、血糖更稳定；有利于减轻疼痛、保暖；婴儿体温恢复更快，减少母婴的压力，提供安全感；有利于婴儿寻乳、含乳，促进母乳喂养的成功；有利于促进子宫收缩，帮助胎盘尽快娩出，减少子宫出血等。

（3）初乳的收集：七步洗手法洗净双手，采用手挤奶的方法收集初乳：因为初乳比较黏稠会停留在乳头表面，注射器抽吸相对容易（图6-24）。初乳的量很少，很黏稠，所以收集初乳需要更多的耐心。

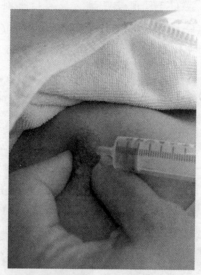

图6-24 收集初乳

2. 成熟乳的收集

（1）吸奶器的使用：成熟乳可以选择吸奶器收集乳汁，吸奶器的罩杯选择，建议是适中的，乳头可以在喇叭罩内自由移动，但须充分进入喇叭口。吸奶器的模式建议模仿婴儿吸吮的模式进行，压力由小到大调节，调到乳头不痛的挡位即可。吸出的成熟乳可以选择收集在奶瓶或储奶袋里。

（2）吸奶器使用的注意事项

①注意吸奶前做好七步洗手。

②吸奶器模式是负压，因此吸力过大会造成乳头疼痛。

③避免用力压迫乳房，选择合适的罩杯。

④每边吸奶时间建议小于 30 分钟，15 分钟左右为宜，但也要依据母亲的需求，如果只是缓解肿胀，一般在 2 个奶阵后即可。

（3）手排奶的方法：七步洗手法洗净双手，触碰母亲前应征得她的同意，一只手给乳房塑型，另一只手拇指与示指的指腹与乳头呈三点一线，距离乳头根部约 2cm 的位置，避免挤压乳头，有节律地按压与对挤，轮替位置（图 6-25，图 6-26）。

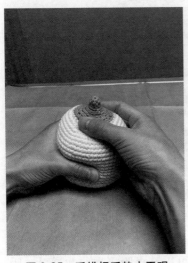
图 6-25　手排奶手势水平观

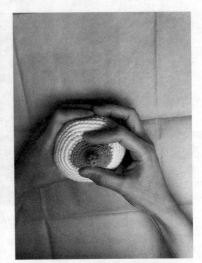
图 6-26　手排奶手势垂直观

（4）手排奶的注意事项

①注意手挤奶前做好七步洗手。

②手指避免在皮肤上滑动，不要离开乳房，有节律地重复上述动作。

③轮替将手指摆在不同的位置，以利于不同区域的乳汁溢出。

④避免反复揉搓、拉扯乳头，手排奶不应让母亲感觉到疼痛。

（5）收集乳汁的环境选择

①收集母乳的环境建议选择较舒适放松的环境，可以通过观看婴儿照片、视频等方式来促进泌乳素的分泌，从而利于乳汁的流出和收集。

②吸奶和收集乳汁的设备和器具要提前做好消毒，干燥密封，一切准备就绪，妈妈开始手挤奶或者吸奶器吸奶。

教学单元 2　乳汁的储存

【教学目标】

掌握乳汁储存的方法。

【知识要求】

1. 乳汁储存条件与注意要点（表 6-1）

（1）在室温（32℃以下），乳汁可以安全储存的时间是 4 小时。如果在非常干净的条件下、且室温较低时，6 ～ 8 小时也是可以接受的。如果在上述时间以内不使用，应尽快冷藏或冷冻。

（2）新鲜乳汁冰袋（＜ 15℃）的储存时间为 24 小时。放有蓝冰的冰袋相当于一个小冰箱，温度可稳定在 15℃以下，环境密闭，卫生条件可控。研究表明，冰袋储存时，人乳在 24 小时之内很少有细菌生长。冰袋一般用于没有冰箱的情况，比如路途运输时。冰箱的储存条件优于冰袋，建议在工作场所为哺乳妈妈准备冰箱。

（3）新鲜乳汁冰箱冷藏（＜ 4℃）的储存时间为 4 天。冰箱冷藏也有不同的情况需要注意。离冰箱门距离越近，温度越高，温度变化也越大，而且越容易与外界接触。因此，储存乳汁不仅要保持容器密闭，而且最好要单独存放在冰箱的内侧，

表 6-1　乳汁储存条件与注意要点

储存方式	温度	储存时长	注意事项
室温（新鲜母乳）	19～26℃	4 小时（理想情况）～6 小时	应尽量将母乳容器加盖放置在阴凉处，用湿毛巾包裹维持冷度
单独放置的冷藏袋	−15～4℃	24 小时	在容器内使用冰包；尽量减少打开袋子的时间
冰箱冷藏室	＜4℃	72 小时（理想情况）～8 天	用非常清洁的方式挤奶或减少污染，将母乳存在冰箱的里面
单门冰箱冷冻室	−15℃	2 周	远离冷冻室的侧面，靠近后部的地方，温度比其他地方更加恒定，因此更加适合储存母乳，但是随着时间的流逝，母乳中的脂肪可能被破坏
双门冰箱独立冷冻室	−18℃	3～6 个月	
专门的冰柜	−20℃	6～12 个月	

这样温度能稳定在 4℃以下。冷藏条件下储存 2～3 天是安全的；如果在非常干净条件下挤出乳汁，4 天也可以接受。一般在储存过程中，乳汁成分中的活性物质会逐渐损失掉，但脂肪、脂肪酶和主要免疫活性物质在 4 天内可基本保持稳定。建议冷藏新鲜乳汁应尽快使用，尽量减少脂肪和活性物质的损失。

（4）冰箱冷冻乳汁（−4～−20℃）的储存时间为 6 个月。

用冰箱冷冻乳汁时，也应放置在冰箱后部，且远离自动除霜的加热器。冷冻过程中，乳汁体积会膨胀，容器内要预留足够空间，一般为液体体积的 1/4。由于储存时间长，建议使用密封较好的储奶容器。应减少不必要的翻动，在明显位置标注采集日期时间。

（5）冷冻存储 3 个月后乳汁中的脂肪、蛋白质会减少，酸度会增加，生物活性显著降低；冷冻存储 6 个月后母乳解冻时，菌落数量与新鲜乳汁基本一致。也就是说，冷冻乳汁可以安全储存 6 个月，但就乳汁成分和生物活性来说，3 个月最佳。

2. 处理和食用冻奶的建议

（1）处理和食用冻奶：尽管乳汁在冷藏和冷冻后，活性物质会有一些破坏，但比起代乳品，我们还是优先选择储存的母乳。优先次序为亲喂优于母乳瓶喂，母乳瓶喂优于母乳代用品。新鲜乳汁优于冷藏乳汁，冷藏乳汁优于冷冻乳汁。

（2）解冻、加热母乳：将冷冻乳汁放到冷藏室一段时间，如第二天要食用的乳汁可以提前一晚将冷冻的母乳放置到冷藏室中，第二天使用温奶器加热，也可用 40℃温水水浴 20 分钟，即可温热乳汁。

有研究表明，冷冻乳汁放在冷藏室缓慢化开比直接使用热水化开导致的脂肪损失更少。

（3）处理和食用冻奶的注意事项

①加热乳汁最好使用不超过 40℃的温热水。

②乳汁加热超过 37℃会比乳汁在 4℃时更容易黏附于容器壁，从而降低脂肪浓度。

③盛放乳汁的容器被放置于超过 80℃的热水中，可能因为局部高温，乳汁中生物活性蛋白变性或失活，脂肪的含量也会降低。

④不建议使用微波炉加热乳汁，因为温度难以控制，乳汁

局部高温可能会降低免疫因子的活性，也可能烫到婴儿。

⑤一旦乳汁温度恢复到室温，抑制细菌生长的能力减弱，建议已经解冻后的乳汁持续冷藏不超过 24 小时，加热后的乳汁 2 小时内需要喝掉或者丢弃。

(4) 剩奶的处理：理论上，在室温中乳汁放置多久取决于乳汁中最初的含菌量，目前尚没有足够的证据证明，因此婴儿喝剩的乳汁如果放置时间超过 1 ~ 2 小时，建议弃置。

第 3 节　肌肤接触与特殊婴儿母乳喂养技巧

教学单元 1　早期肌肤接触

【教学目标】
掌握早期肌肤接触方法。

【知识要求】
1. 肌肤接触概念　肌肤接触是指将未包裹的新生儿放在母亲裸露的胸腹部，与母亲直接接触，无需用衣服或者毯子隔开皮肤。母亲一般采用半坐卧位的姿势，肌肤接触时的新生儿会有一系列自发的本能行为，使得婴儿自己能爬向乳房并开始吸吮。

近年来，已经开始推荐"第一次拥抱"，即新生儿生后立即、彻底擦干、延迟脐带处理、立即开始母婴皮肤接触，完成第一次母乳喂养。如有特殊情况，也建议不间断的肌肤接触最好能持续超过一小时甚至更久，只要母婴双方都适应，就应该鼓励他们持续进行，必要时采取合理的监测及安全预防措施，以便医护人员及时观察与处理。

2. 肌肤接触的益处

(1) 促进婴儿的生命体征更加稳定。

（2）提升婴儿的血糖和体温。

（3）为婴儿提供有益菌的定殖。

（4）促进子宫收缩，加速母亲的恢复和泌乳。

（5）提升纯母乳喂养率并延长母乳喂养时间。

（6）增进亲子感情。

3. 肌肤接触的研究　有研究显示，超过一半以上的母亲都能在第一次哺乳时掌握良好的哺乳技巧，而母婴分离或者没有经过充分肌肤接触，仅有少数能在第一次哺乳时熟练掌握。即使是剖宫产，也建议在医生护士配合并在确保母婴安全的前提下进行肌肤接触与母乳喂养。

4. 肌肤接触技巧

（1）产后母婴肌肤接触，促使婴儿发挥本能，在乳房上爬行并完成首次哺乳，这是第一个很自然的过程，由此得来"第一口奶"的说法。

（2）在母婴经过充分尝试并且没有成功，或者比较疲惫，母乳指导可以帮助母亲温和地将婴儿移到更接近乳房的位置。

（3）有的新生儿在产后 1 ～ 2 小时内可能没有进行含接而直接入睡，待其醒来，这个过程仍可以进行维持。

（4）如果有一些母亲无法实现与婴儿肌肤接触，父亲可以替代母亲完成。

教学单元 2　特殊婴儿母乳喂养技巧

【教学目标】

了解特殊婴儿的母乳喂养技巧。

【知识要求】

1. 早产儿的喂养技巧

（1）早产儿的定义：医学上对出生时孕周小于 37 周，体重 < 2500g 的新生儿称之为早产儿，同时 ≥ 34 周的可称为晚期早

产儿。

①低体重：出生体重＜2500g。

②极低体重：出生体重＜1500g。

③超低体重：出生体重＜1000g。

（2）早产儿的特点：早产儿因各系统发育尚未完善，因此会呈现出吸吮能力差，与吞咽不协调，消化不完善、易感染等不成熟现象。

（3）早产儿的喂养：早产儿往往会在最初被母婴分离住进NICU，母亲的情绪也会受到影响，早期频繁的肌肤接触可以延长母乳喂养的持续时间，以及增加纯母乳喂养的可能性。袋鼠式护理（图6-27）是NICU照护的重要部分，对母婴双方均有益处。在肌肤接触的过程中早产儿出现寻乳表现，可以尝试哺乳。

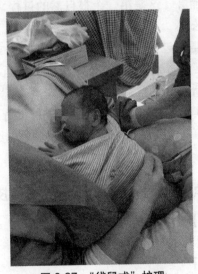

图6-27　"袋鼠式"护理

（4）早产儿的母乳喂养：开始母乳喂养需要一段时间，早产儿会多次尝试，对母亲的乳头舔和嗅过程中，这种轻柔的刺激将会使母亲释放催产素，从而表现出喷乳。在喂养初期，也需要遵从医嘱做好早产儿的监护，母亲也需要观察早产儿的呼吸、肤色变化。

（5）早产儿的喂养方式：在未建立亲喂时，一般采取的是管饲喂养，在早产儿逐渐发育成熟，频繁的肌肤接触、含接尝试，也可过渡到瓶喂，随着条件的允许逐渐过渡到亲喂。研究表明，婴儿亲喂更容易调节吸吮、吞咽和呼吸模式，呼吸更为平稳。

在喂养节律上的安排有如下建议：①按小时喂养，在满足生长曲线的前提下，逐渐延长至每两小时甚至三小时喂养一次；②半按需喂养，母乳喂养的同时，需综合评估婴儿生长现状，补充额外量以满足婴儿生长需求量；③按需喂养，当婴儿神经行为趋于成熟，行为上可以表现出饥饿和满足，喂养可以基于婴儿的饥饿暗示进行，如手放在嘴上，寻乳，烦躁和哭，但不建议等到哭闹再喂养。

（6）早产儿母乳的供应：在早产儿出生后，母亲应重视手排奶或用吸奶器吸奶。早产儿的母乳相比足月儿的母乳，具有更高浓度的热量、脂肪、高氮蛋白质、钠、氯化物、钾、铁、镁，因此早产儿的母乳是最适合早产儿的食物。

（7）促使早产儿母乳喂养成功的措施

①帮助母亲建立泌乳目标：尽早告知母亲，母乳对早产儿的重要性。

②传授有效方法：手挤奶是最有效的挤出初乳的方法，吸奶器的正确使用也可帮助到母乳收集乳汁。

③帮助母亲增加泌乳量的有效措施：频繁的袋鼠式护理，增加泌乳素分泌，皮肤接触后可立即挤/吸奶。

2. 双胞胎及多胞胎的喂养

（1）双胞胎或多胞胎的特点：许多多胞胎都是早产儿，因此有一些特点与早产儿相符，也应监测确保他们获取足够的母乳。

(2) 双胞胎的喂养技巧：交替哺乳和同时哺乳两种方法母亲都可以尝试，并选择适合自己的哺乳方式。

交替喂养时，母亲可以更加关注每个婴儿的吸吮情况，相较于同时哺乳更加轻松，适用于对于刚开始哺乳时，婴儿之间差异大时，以及早产儿患病婴儿交替哺乳更易掌握，便于母亲开始学习哺乳技术，获得信心，但哺乳花费时间较长。

同时哺乳多胎，可以节省时间，母亲有更多的休息时间，幼儿之间互动好，适用于母亲更自信，婴儿之间差异小，两个婴儿含接好，对喷乳反射适应程度好，母婴配合好。同时哺乳，婴儿可能不能同时耐受母亲的喷乳反射，变得烦躁，母亲同时喂养两个婴儿，可能会困难和不适，可以先从含接困难的婴儿开始，再同时喂养含接更熟练的婴儿。另一方面，先喂含接熟练的婴儿，可以建立喷乳反射，帮助到喂养困难的婴儿。

多胎婴儿开始母乳喂养的时间会不同，母亲可以一侧乳房哺喂婴儿的同时，另一侧乳房进行挤 / 吸奶，这样节约时间，又同时能为另外的婴儿收集母乳，婴儿间会有不同的喂养方式。在做多胞胎婴儿喂养决策时，每一个婴儿应被视为不同个体对待。应考虑到婴儿的性别、胎龄和出生体重。不要与多胎其他婴儿比较。

母乳是最好的营养品，无论是单胎还是多胎，要鼓励和支持母亲进行母乳喂养，可以是直接亲喂或是乳汁挤出后间接喂养。

第 4 节　职场哺乳与离乳

教学单元 1　背 奶 准 备

【教学目标】

指导母亲做好背奶计划与相应准备。

【知识要求】

1. 背奶前的物品准备　存储容器如奶瓶、储奶袋，吸奶器，哺乳文胸，婴儿视频或相片，冰包，防溢乳垫，双肩包等。

2. 背奶前的母婴心理准备

(1) 母亲的心理准备：回归职场前母亲可能会出现情感脆弱，也会出现不舍得，建议母乳指导师进行指导，让其做好心理准备，并积极与婴儿做沟通，即使婴儿无法回应，但是语言上的告知是至关重要的，如"妈妈需要上班去了，妈妈每天下班会回来陪着你。"

(2) 婴儿的准备：建议母亲重返职场前一个月，与婴儿照护者一起照顾婴儿，让婴儿提前熟悉，并在出门上班前在婴儿照护者身边进行母乳喂养。

教学单元 2　重返职场的乳汁量维持

【教学目标】

指导母亲重返职场的乳汁量维持。

【知识要求】

1. 背奶期间维持泌乳量的方法　有些母亲在重返职场前就开始储存乳汁，即在母乳喂养的间歇挤奶或吸奶一次。上班后，如果婴儿 4 个月大，建议 7 小时工作制的情况下吸奶 3 次左右；如果婴儿 6 个月添加辅食后建议 7 小时工作制的情况下吸奶 2 次左右；根据乳房的存储量存在个体差异，以满足婴儿的需求为主要目的。

2. 提高泌乳量的方法　有些母亲重返职场后，会因工作忙碌，减少吸奶频次；为满足婴儿需求，建议增加吸奶频次，母乳指导师在接到咨询时，需要评估母亲在家里和工作时挤奶的次数，如果明显减少要告知每天增加乳汁的排出才会促进泌乳，哪怕只是在母乳喂养室手挤奶，也是可以尝试的。

教学单元3 离乳建议

【教学目标】

指导母亲做好离乳计划及相应准备。

【知识要求】

1. 离乳的概念　离乳是一个婴儿从乳房以外的地方得到食物的过程。离乳是一个过程，不像以往的回奶和断奶。

2. 离乳的建议　自然离乳是以婴儿为主导的离乳方式，研究表明这种离乳方式会大大降低婴儿和母亲的焦虑，因此也是一种婴儿成长的标记，也是存在个体差异，离乳年龄跨度很大。

教学单元4 离乳技巧

【教学目标】

指导母亲掌握离乳的技巧。

【知识要求】

1. 离乳时机的选择　世界卫生组织建议最初6个月纯母乳喂养，之后持续母乳喂养至2岁甚至更长。人类学家的观察并结合灵长类哺乳动物的研究，如体重增长4倍、达到成人体重的1/3、第一颗恒牙萌出时间计算，人类离乳时间是2.5～7年。

2. 离乳前的准备　母亲尊重婴儿的意愿，准备种类丰富、充足的膳食，规律进食保证婴儿的营养摄入。家庭成员参与进来，丰富婴儿的生活内容，如一起做游戏。

一岁以内离乳的婴儿，建议与医护人员探讨代乳品的选择，1岁以上的离乳婴儿，建议用固体食物或其他乳汁替代母乳喂养。

3. 离乳期亲子关系的微妙变化及应对　一些研究显示，如果婴儿在母乳喂养 2 ～ 3 年后离乳，一般母亲与婴儿的情绪变化较少。如果不得已突然断奶，对于婴儿来讲会造成其情绪低落，建议更多关注和抚触，最好循序渐进。

4. 回奶的方法与常见问题处理　婴儿离乳后，手挤奶可以增加母亲的舒适感，只是挤出适量，以满足不再肿胀为宜。

（1）冷敷可减少乳房的肿胀。

（2）穿着舒适的有支撑的文胸。

（3）遵医嘱用药。

考核单元

1. 判断题（总计 40 分，每题 2 分）

（1）婴儿含乳是把正常乳晕的大部分都含在嘴里，嘴唇边缘可不用外翻。（×）

（2）使用奶瓶喂养后，婴儿会出现不喜欢吃乳头现象。（√）

（3）为增加母亲的舒适感，可任由母亲自主选择喂奶体位。（√）

（4）当哺乳时母亲感到疼痛，或者婴儿表现也不舒适，不用暂停，坚持一下就好了。（×）

（5）补授法是每次喂养先亲喂，将两侧乳房"吸空"（没有绝对的吸空，只是感觉乳房很松软，无法听到吞咽声）后再以配方奶补足母乳不足部分。（√）

（6）选择哺乳辅助工具时，建议征求母亲的意愿，并尽可能多的提供肌肤接触。（√）

（7）从怀孕中后期开始到产后 2 ～ 5 天所分泌的乳汁称为初乳。（√）

（8）乳汁的分泌受体液与神经因素各自调节。（×）

（9）婴儿出生后要做好三早，即早接触、早吸吮、早开奶。（√）

（10）无论是手排奶还是吸奶器，都是正压挤奶模式。（×）

（11）冷冻母乳时可以把储存容器装满。（×）

（12）收集母乳前要对乳房进行消毒。（×）

（13）加热母乳可以使用刚刚烧开的开水。（×）

（14）不建议用微波炉加热母乳。（√）

（15）新鲜乳汁在室温下可以保存 24 小时。（×）

（16）对于健康足月儿，新鲜乳汁在室温下保存 4 小时是安全的。（√）

（17）新鲜乳汁放在有蓝冰的冰包内可以保存 24 小时。（√）

（18）产后肌肤接触可促进泌乳素的分泌。（√）

（19）无论婴儿多大，上班前建议告知婴儿，妈妈要上班了，不要假装逃跑。（√）

（20）背奶的母亲也需要得到社会支持，如工作区域设立哺乳室。（√）

2.选择题（总计 20 分，每题 2 分）

（1）乳头混淆的应对方法是＿＿＿。（ABCD）

A.多做肌肤接触　　　　　　B.暂停使用奶瓶

C.多陪伴增进亲子感情　　　D.挤出一些奶水再亲喂

（2）婴儿含接好的表现为＿＿＿。（A）

A.吞咽声　　　　　　　　　B.吧嗒响

C.乳头痛　　　　　　　　　D.哭闹

（3）哺乳辅助工具包含＿＿＿。（ABCD）

A.乳旁加奶器　　　　　　　B.乳头保护罩

C.杯子　　　　　　　　　　D.勺子

（4）手排奶的步骤是＿＿＿。（ABCD）

A.乳房塑型　　　　　　　　B.三点一线

C.下压　　　　　　　　　　D.对挤

（5）新鲜乳汁冷藏时最佳的放置位置是＿＿＿。（B）

A. 冰箱门上　　　　　　B. 冰箱内侧，远离冰箱门

C. 冰箱上层　　　　　　D. 冰箱下层

（6）加热乳汁过程中水的最佳温度是＿＿＿。（A）

A. 水温不超过 40℃　　　B. 水温 80℃

C. 水温 100℃　　　　　D. 自然解冻食用即可

（7）收集母乳前需要的准备工作有＿＿＿。（ABC）

A. 彻底清洁双手

B. 准备好收集乳汁的器具注意器具的消毒

C. 环境私密、干净卫生

D. 用酒精消毒乳房

（8）储存乳汁注意事项有＿＿＿。（BCD）

A. 母乳将容器装满

B. 盛放容器预留一定的空间

C. 使用密封严密的容器盛放

D. 盛放容器定期清洁消毒

（9）解冻母乳可用的方法是＿＿＿。（BCD）

A. 微波炉解冻

B. 将母乳放在温水容器内解冻

C. 在温奶器内解冻

D. 提前一天晚上放在冰箱冷藏室解冻

（10）缓解乳涨的方法有＿＿＿。（ACD）

A. 冷敷　　　　　　　　B. 暴力揉奶

C. 宽松的纯棉文胸　　　D. 遵医嘱用药

3. 技能实操题——手排奶及收集初乳的方法（总计 40 分，考核分数 ×0.4）

（1）考评目标：检验学员是否掌握手排奶及收集初乳的方法。

（2）考场准备（每人一份）：收集资料与对话。

序号	名　称	规格与要求	单位	数量	考位设置	备　注
1	乳房模型	10～15cm 大小即可	个	1	1	1. 考场使用面积 50 平米左右，设置考位 1 个，以满足 1 对 1 沟通交流
2	安静环境		间	1		
3	洗手池	七步洗手用	个	1		
4	擦手纸	洗手后用	个	1		2. 考场应干净整齐。通风、照明设施良好，上下水畅通、220V 电源
5	注射器	5ml 或 10ml 收集乳汁	个	1		
6	乳汁收集器	奶瓶或者奶杯	个	1		
7	纸笔	记录收集信息	个	1		

（3）否定项说明：若考生发生下列情况，则应及时终止其考试，考生该试题成绩计为零分。

不尊重母亲，指责母亲。

（4）配分及评分标准：

序号	考核内容	考核要点	配分	评分标准	扣分	得分
		（1）环境准备符合要求：　　　℃，相　　　60%，	20	温度、湿度、光线不符合要求每项扣 3 分		
		乳乳		备物少一件扣 1 分		

续表

序号	考核内容	考核要点	配分	评分标准		扣分	得分
	操作程序	(1) 洗手 (2) 操作前做好解释工作 (3) 拿乳房教具示范 (4) 动作轻柔，每一步做好解释 (5) 注射器收集时注意手不污染注射器乳头 (6) 动作连贯、不挤压乳头	60	10	(1) 未洗手扣10分，洗手不规范扣5分		
				10	(2) 未做好解释工作扣10分，解释不够详细扣5分		
				10	(3) 示范四个动作；少一条扣2.5分		
				10	(4) 动作轻柔；粗暴扣10分，疼痛需重考		
				10	(5) 注射器收集；动作不节力扣5分，污染注射器乳头扣10分		
				5	(6) 动作要连贯；停顿、过快、挤压乳头扣2.5分		
				5	(7) 操作时注意互动语言交流，生涩扣2分，不交流扣3分		
3	操作后	整理用物，洗干净双手	10	2	(1) 未整理用物；扣1分		
				3	(2) 未洗手；扣2分		
				5	(3) 方法记录不清晰；扣2分		

续表

序号	考核内容	考核要点	配分		评分标准	扣分	得分
4	注意事项	(1) 如果在母亲身上示范前需征得母亲统一 (2) 动作轻柔且连贯	10	5	(1) 未征得同意；扣5分		
				5	(2) 粗暴，母亲疼痛；扣5分		
5	否定项	若考生发生下列情况之一，则应及时终止其考试，考生该试题成绩计为零分。 不尊重母亲，指责母亲。					
合计			100	100			

第 7 章

哺乳期妇女及婴儿营养

第 1 节 哺乳期妇女营养

教学单元 1 哺乳期妇女的营养需求

【教学目标】

通过了解哺乳期妇女的营养需求及疾病、运动等对乳汁的影响，来帮助哺乳期妇女评估什么是健康饮食并给出合理的饮食建议，必要时向具有专业知识和技能的营养师转介。

【知识要求】

1. 哺乳期妇女的饮食应当多样化，均衡摄入五大营养物质（碳水化合物、脂肪、蛋白质、维生素、矿物质）。

（1）碳水化合物（含糖类）

碳水化合物是人体能量的主要来源，当人体内碳水化合物不足时，就会优先分解体内的蛋白质以补充身体能量所需，所以适当的补充碳水化合物可以避免人体的蛋白质被消耗。建议尽量摄取富含纤维、维生素和矿物质的复合型糖类，如谷类、水果、蔬菜（图 7-1 至图 7-3）。

如果食用以糖分为主的糖果、糕点（图 7-4，图 7-5），很容易在血糖急速上升后又下降，反而会增加饥饿感。

（2）脂肪：哺乳期妇女的饮食会影响乳汁中脂肪的成分，但不影响脂肪的总量。不同国家和不同地区由于饮食习惯和膳食结构不同，母乳中脂肪成分会有较大的差别。如果仅一次膳

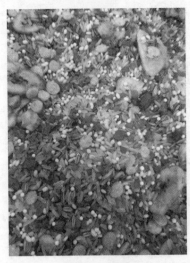

图 7-1 谷类

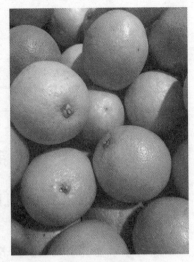

图 7-2 水果

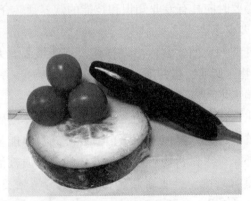

图 7-3 蔬菜

食改变，对母乳中脂肪成分的影响不会很大。脂肪是高能量的来源，并且使人更有饱腹感，还有助于脂溶性维生素的吸收。推荐少量饱和脂肪（动物脂肪），并以不饱和脂肪（蔬菜、种子或花生油）为主，不建议食用反式脂肪。有研究认为，哺乳期

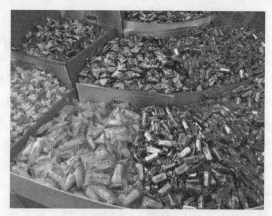

图 7-4　糖果

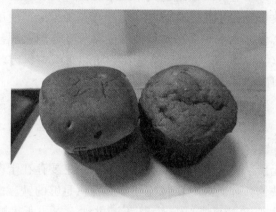

图 7-5　糕点

妇女摄取的食物中如果 Ω-3 的比例比 Ω-6 高,可能减少婴幼儿气喘的概率。Ω-3 来源于深海鱼类如鲅鱼、三文鱼、青花鱼及亚麻籽油等。Ω-6 则通常存在于肉类、鸡蛋、牛奶及一般植物油中(如葵花籽油、花生油)。

(3)蛋白质:是构成人体内器官、激素和多种免疫球蛋白等的重要物质来源,作为身体内第一要素的蛋白质,它在食物中的作用是显而易见的。食物中的蛋白质必须经过消化分解成氨基酸才能被人体吸收，所以人体对蛋白质的需求实际上就是对氨基酸的需求。而一些氨基酸是人体自身不能合成或合成速度不能满足人体需要，必须从食物中摄取，所以，哺乳期妇女必须食用多种食物，以满足身体的需求、如肉类、奶制品、鱼虾类、蛋类、干果、全麦等。素食主义者的蛋白质主要来源有乳制品、豆类、坚果等。纯素食主义者不食用任何动物制品，有维生素 B_{12} 缺乏的风险。他们需要评估饮食中蛋白质和维生素 B_{12} 的量。

（4）维生素：一般哺乳期妇女不需要额外补充维生素，但由于确诊为维生素 D 缺乏的人不断增加，所以维生素 D 补充剂对大多数母亲和婴儿是有益的，但应在医师指导下使用。同时多食用富含维生素水果。水溶性维生素不在体内蓄积，而脂溶性维生素 A、D、E 和 K 会储存在脂肪和组织中，因此不应超过推荐剂量。

（5）矿物质：人体所需的钙、铁、锌等营养物质都属于是矿物质，是构成人体骨骼和造血等不可缺少的营养素，与母亲的年龄，饮食等关系不大。

铁元素：更易被有效吸收的血红素铁主要存在于肉类。不管是否缺铁，哺乳期妇女都能给婴儿提供足够的铁。由于分娩期间的失血和哺乳期哺乳为婴儿提供铁元素，所以哺乳期妇女应当增加含铁丰富的食物，如瘦肉、血豆腐等，这类食物中的铁含量丰富且易被人体吸收利用。必要时补充铁剂纠正贫血。

钙元素：主要存在于奶制品、深绿色蔬菜、种子、西蓝花等。母乳中钙的含量稳定，不受母体饮食影响。即使乳母钙摄入不足，通常也不会影响乳汁中的钙含量，但会调用乳母身体中的钙，可能会出现腰腿痛、肌肉痉挛等。建议乳母增加牛奶等含钙量较多的食物。

锌元素：食物来源为牡蛎、鸡肉、燕麦、豆类、坚果等。母乳喂养儿很少会缺锌，锌不足会引起婴儿皮肤病变、免疫功能低下和生长发育迟缓等，长期大剂量摄入锌会抑制免疫系统的发育。

（6）水分：女性生产后因为代谢率增高、泌乳和大量出汗，导致水分的消耗增加，因此哺乳期妇女应当适量增加水分的摄入。民间存在的一些"下奶汤"主要作用实际上也是增加哺乳期妇女的水分摄入。然而增加乳汁分泌的有效方法是婴儿多次有效地吸吮并帮助母亲建立母乳喂养的自信心。

但是，大量的饮水不利于乳汁的分泌，过量的水分摄入超过机体的需要时会引起利尿，同时抑制催产素分泌，抑制乳汁排出。

2. 哺乳期妇女特殊情况营养需要

（1）肥胖：虽然母乳哺育的妇女产后的体重更容易降低，但是也有报道肥胖的妇女开始母乳哺育的时间更晚，泌乳 II 期延迟的可能性更大，可能与乳房较大导致的乳头相对短平有关。因此，肥胖的妇女应当根据医生或者营养师的建议适当地控制体重的增长，如减少含糖量高和脂肪类食物的摄入，适当增加运动量等。按照美国妇女的饮食，肥胖的母亲有缺乏维生素 A、维生素 C、维生素 E 和叶酸的风险。

所以体重过大的哺乳期妇女除了要控制体重的增长以外，还要注意维生素的补充。

（2）饮食紊乱、营养不良：这一类母亲有维生素缺乏的风险。有厌食症或者吸收障碍类疾病的哺乳期妇女，母乳中的维生素 A、维生素 D、维生素 B_6 和维生素 B_{12}、乳糖和脂肪可能会受到影响。极度营养不良时，可能会影响产奶量。必要时及时咨询专业营养师。

（3）减肥手术史：具有减肥手术史的哺乳期妇女，对维生素和矿物质的吸收会受到影响，可以通过检查确诊是否缺乏维生素及矿物质，以此判断是否需要额外补充。建议哺乳期妇女遵循营养指南，并注意监测婴儿体重。

（4）糖尿病：对于有糖尿病的哺乳期妇女，应当遵循医生或专业营养师的指示，按要求进食或使用胰岛素。

（5）运动：哺乳期妇女因为哺乳和照顾婴幼儿，夜间睡眠减少，体力消耗大，除了合理膳食外，还可以适量运动。适量的运动可以有效地改善情绪，却不会影响乳汁的分泌和乳汁成分，但因能量消耗增加，需要适当增加饮食量来维持身体能量所需。过量的运动可能会导致婴儿拒绝吃奶，这可能是由于运动后汗液导致的体味让婴儿不喜欢或者是因为运动后乳酸增加导致，但没有必要推迟母乳喂养。

（6）多胞胎及再度妊娠：多胞胎及再度妊娠的哺乳期妇女对营养的需求相较于普通哺乳期妇女均有所增加，建议这样的哺乳期妇女可以通过增加进食量来满足自身的能量需求，或者转介专业营养师，不建议加倍补充维生素或矿物质。

教学单元2　哺乳期妇女饮食对婴儿的影响

【教学目标】

掌握母亲摄入各类食物或者其他物质对乳汁成分的影响。

【知识要求】

1. 乳汁味道　哺乳期妇女的饮食会影响乳汁的味道，因此不偏食的母亲可以让婴幼儿更容易接受多种多样的食物。

2. 母亲摄入与乳汁营养　乳汁的总量和成分变化与母亲的膳食基本没有关系。但母亲的饮食会影响乳汁中的某些水溶性维生素和矿物质的浓度，所以母亲的膳食应当营养均衡。

3. 易过敏食物　食物过敏,诊断的金标准是回避-激发试验,即回避食物后症状消失，再次摄入后症状再次激发。所以当婴幼儿出现过敏反应时，哺乳母亲可以通过回避 - 激发试验来排除饮食中可能引起婴幼儿过敏的食物。婴幼儿时期，90% 的食物过敏与牛奶、鸡蛋、大豆、小麦、花生、鱼、虾、坚果类等8 种食物有关。其中最常见的是牛奶、鸡蛋，其次是豆类、花生、黄豆等。

4. 咖啡因　咖啡因在摄入后 60 分钟在母乳中的量最高；每天摄入量＜ 400mg，对大多数婴幼儿影响不大；但长期大量摄入咖啡因，可能造成婴幼儿失眠或烦躁。

5. 酒精　很多南方城市有月子期间喝醪糟的习俗，偶尔少量的酒精饮料也被认为与母乳喂养相容。但因过量酒精会抑制母亲的排乳反射，一个体重 60kg 的母亲，摄入约 120ml 烈酒，就会完全抑制排乳反射。过量的酒精摄入还会引起婴幼儿嗜睡、生长缓慢及神经发育延迟，所以母亲应当尽量减少婴儿对酒精的接触量，如母乳喂养后再饮酒。在空腹时饮酒，母亲的血液中酒精水平在 30 ～ 60 分钟达到高峰值，而进食时饮酒则在60 ～ 90 分钟达到峰值。一个体重 120 磅（约 54.4kg）重的女性需要 2 ～ 3 小时才能完全从体内排出一杯普通的啤酒或葡萄酒中的酒精。

6. 尼古丁　母亲吸烟不是母乳喂养的禁忌证。实际上母亲吸烟但不进行母乳喂养会增加婴儿感染呼吸系统疾病、呼吸道过敏、哮喘和婴儿猝死综合征的风险。无论采取哪种喂养方式，暴露于吸烟环境都是有害的。

减少婴儿暴露于尼古丁：①戒烟、减少吸烟或使用尼古丁替代品；②母乳喂养后吸烟，下次喂奶前等待几个小时；③去室外或者其他房间吸烟。

7. 催乳剂　一直以来，国内外都有使用一些食物或中药作为"催乳剂"的做法。催乳剂，指的是可能增加乳汁产量的任何物质，包括药草、食物和处方药。虽然中草药一直被使用，也有证据证明有效，但因其来源、生长条件、不良反应尚不十分明确，所以对于中草药的使用还是应当参考医生的建议，并谨慎对待。

8. 甜味剂与食品添加剂　食品和饮料添加适量的阿斯巴甜对人体可能没有多大害处。有研究发现，一位妇女摄入 50mg/kg 的甜味剂，和她摄入 3 ～ 4 倍正常量的甜味剂相比，母乳中仍然只含有少量甜味剂。但是哺乳期妇女还是应当慎用甜味剂和各种添加剂，因为很多产品并没有进行过对哺乳期婴幼儿影响的研究。

第 2 节　婴儿期营养需求

教学单元 1　0—6 月龄婴儿营养需求

【教学目标】

了解 WHO 的营养建议，掌握 0—6 月龄婴儿乳汁需求量及三种喂养方式的概念。

【知识要求】

1. WHO 的营养建议　婴儿最初 6 个月的母乳喂养至关重要。世界卫生组织建议：婴儿出生后 1 小时内开始母乳喂养。婴儿在出生后 6 个月内纯母乳喂养，以实现最佳生长发育和健康水准。之后，在继续母乳喂养的同时，为满足其越来越高的营养需求，应给婴儿提供营养充足而安全的辅食，母乳喂养应持续两年或更长时间。

2. 0—6 月龄婴儿乳汁需求量

(1) 产后第 1 天乳汁需求量：产后初期母亲的乳汁分泌量非常少，是符合新生儿的胃容量变化的。宝宝的胃容量在前 2 天非常小。婴儿第 1 天的胃容量为 5 ～ 7ml，一天喂养次数 8

次的话，一天摄入量约 37ml。

（2）产后第 2 天乳汁需求量：婴儿胃容量为 12 ～ 20ml，如果哺乳 10 次，平均一天摄入量 113 ～ 185ml。

（3）产后第 3 天到满月乳汁需求量：产后第 3 到 8 天，宝宝胃容量增加为 22 ～ 27ml 到 60 ～ 80ml，随着泌乳Ⅱ期的到来，乳汁量也迅速增加至平均 500ml/d，但每个妈妈的个体差异较大，范围为 395 ～ 868ml。这使得孩子的体重可以回升，而且妈妈可能会感觉到乳房胀满，奶量会满足甚至超过孩子的需求。满月时，新生儿乳汁的摄入量平均每天为 750 ～ 800ml，个体间的差异依然很大。

（4）产后 1 个月到 6 个月乳汁需求量：从 1 个月到 6 个月，在纯母乳喂养的宝宝每天的奶量是相对稳定的。纯母乳喂养妈妈乳汁产量在 6 个月的时候，每天为 700 ～ 803ml，与满月时宝宝的摄入量差别并不大。很多妈妈担心随着孩子逐渐长大，食量越来越大，自己的奶量不够，其实这是没有必要的，宝宝的奶量从满月到 6 个月并没有大幅度增加。

3. 三种喂养方式下婴儿营养的补充

（1）纯母乳喂养：母乳是婴儿前 6 个月最理想的天然食物，母乳中涵盖了各种婴儿所需的营养，在婴儿的生长发育中起着不可替代的作用。世界卫生组织建议婴儿前 6 个月进行纯母乳喂养。纯母乳喂养是指，不喂给婴儿除母乳之外的任何食物或者饮料，甚至不喂水。除非有医学指征，如药物、维生素、矿物质等。

（2）混合喂养：混合喂养是指在母乳不足的情况下，需要添加代乳品，如牛奶、羊奶等，来维持婴儿正常生长发育。

下列情况可能需要混合喂养：母亲产后不下奶；婴儿体重增长不达标，尿少，尿液颜色深，每天＜ 6 次；婴儿在喂奶后不满足，经常哭闹，需要频繁喂奶。

混合喂养的方法包括补授法混合喂养和代授法混合喂养。

补授法混合喂养：每次在婴儿吃奶时，先让宝宝吸吮完两侧乳房后，再补充部分配方奶。补授法的好处在于，避免婴儿在吃配方奶后不愿意吸吮乳房导致泌乳量下降。而定时地吸吮有助于刺激泌乳，维持奶量。

代授法混合喂养：一顿母乳，一顿配方奶，间隔交替进行。母乳可以是母亲亲自喂养或者把母乳挤出来攒够一顿。这种方法的弊端在于，减少了乳房的吸吮刺激，奶量会逐渐下降。除非是母亲工作原因没有太多时间喂养孩子或者准备断奶才用代授法。一般情况下还是建议采用补授法。

（3）人工喂养

①人工喂养的概念：人工喂养是指，母亲因为各种原因不能喂养婴儿时，选择牛奶、羊奶或其他代乳品喂养婴儿。

②建议人工喂养的情况：母亲出现下列情况，建议婴儿采用配方奶喂养。

需要进行化疗或放射治疗的母亲，不宜母乳喂养。

严重心脏病、心功能Ⅲ～Ⅳ级者；严重的肾、肝疾病；患高血压，糖尿病伴有重要器官功能损害者；严重精神病反复发作的癫痫患者；先天性代谢疾病的患者，哺乳可能会增加母亲的负担，导致病情恶化不宜哺乳。

母亲患各种传染性肝炎的急性期、活动期肺结核、流行性传染病时，不宜哺乳。可以配方奶代替哺乳，可以定时用吸奶器吸奶，维持奶量，等待母亲病愈，或者已过传染期，可以继续母乳喂养。

患有乳房疱疹者不宜哺乳。乳房患有水痘的母亲在损伤结痂前应将乳汁吸出来喂给婴儿，同时给婴儿注射水痘疫苗。

吸毒母亲在戒毒前不宜母乳喂养。

教学单元 2 6—24 月龄婴儿营养需求

【教学目标】

掌握辅食添加的原则和哺育婴幼儿方法，了解 6—24 月龄婴儿营养需求。

【知识要求】

1. **关键的营养需要** 婴儿出生后纯母乳喂养 6 个月，而 6 个月后婴儿的营养需要是在逐步继续增加的。但是乳汁量却不会继续增加，所以婴儿需要额外的食物来满足生长发育的需求，这些食物称为辅食。辅食喂养是指当纯母乳喂养不足以满足婴儿营养需求，除了母乳之外还需要其他食物和液体的阶段。辅食喂养针对的月龄范围一般是 6—24 个月。母乳喂养还可能持续到 2 岁以后。而婴幼儿 2 岁之后，乳牙完全萌出，辅食转换为主食。

2. **蛋白质** 是构成人体一切细胞组织结构的重要成分，是生命的物质基础。含蛋白质多的食物包括：奶类（如牛奶、羊奶、马奶等）、肉类（如牛肉、羊肉、猪肉）。

3. **水分** 是维持人体正常生理活动的重要物质，是人体对各种物质的吸收、运输及排泄的工具。水还能调节体温及起润滑作用。婴幼儿如果缺水会造成便秘、尿少，严重脱水时会造成体内代谢紊乱，水盐代谢失去平衡。婴幼儿须每日定时饮水喝汤。此外，从水果中也能获得水分。

4. **维生素**

（1）维生素 A：是人体内某些代谢过程，特别是视觉的生化过程所必需。缺乏维生素 A，会引起夜盲症、角膜干燥症、角膜软化症等。维生素 A 的最丰富来源为动物肝脏，其次为蛋黄、奶油、奶、胡萝卜等。

（2）维生素 D：主要调节体内钙、磷，促进钙、磷的吸收和利用，以构成健全的骨骼和牙齿。缺乏时，导致佝偻病。维生素 D 的主要来源，一是维生素 D 滴剂，二是靠阳光紫外线照射。

（3）维生素 B_2（核黄素）：具有维持神经、视觉和消化器官健康及促进小儿生长发育的作用。若体内核黄素缺乏，会出现口角炎、舌炎、眼角炎、脂溢性皮炎和阴囊皮炎等。含核黄素丰富的食物有肝类、蛋黄、瘦肉、黄豆及黄豆制品，绿叶蔬菜含量也比较多。

（4）维生素 C：在体内参与氧化还原和羟化反应，维生素 C 缺乏可引起坏血病。主要来源是蔬菜和水果，绿叶菜中含抗坏血酸多于其他蔬菜，水果中以枣子、柑橘、山楂最丰富。

5. 矿物质

（1）钙：是牙齿和骨骼的主要构成成分。长期缺钙可导致佝偻病。钙较多存在于虾皮、海带、紫菜、绿叶蔬菜、乳类、黄豆及其制品、粗面、粗米等。

（2）铁：缺铁时会发生缺铁性贫血，严重者在活动后或大哭时，会出现呼吸困难、心动过速等症状。食物中的肝类、瘦肉、蛋黄、绿叶蔬菜和某些水果中含铁均很丰富。

（3）碘：缺碘会导致甲状腺激素不足。海带、紫菜内含碘较多。

（4）锌：锌缺乏可引起味觉障碍、生长发育不良、皮肤损害和免疫功能损伤等。食物中肉、肝、蛋和海产品含锌较多，其次为乳类、豆类及蔬菜等。

6. 饮料　添加辅食之后，可以让孩子喝水，为身体提供必要的水分，特别是在炎热的夏天。白开水是最好的，不要用果汁、饮料来代替，会增加龋齿风险，也不利于孩子建立好的饮食习惯。

7. 特殊情况　如果遇到婴幼儿生病，最好适当推迟添加新食物。生病时婴幼儿抵抗力下降，添加新的辅食容易给消化系统造成负担，不利于疾病康复。如果病情较轻，原来已经添加辅食可以继续吃，但不再添加新的辅食。如果病情较重，可以适当减少或者暂停已经添加的辅食。

8. 食物安全性

（1）辅食添加时机：辅食一般在婴儿 6 个月左右开始添加。婴儿能够完成以下动作，可以考虑开始添加辅食。婴儿能够独立坐着，并且支撑头部；能够吞咽，不会把食物往外吐；能够抓食物往嘴里送；对食物表现出兴趣。

（2）添加辅食的原则：从少量到多量，从稀到稠，从细到粗，从一种到多种，从单一到混合，循序渐进地添加。需要注意的是，每一种新添加的食物都要观察满 3 天，如果出现过敏反应，如湿疹、腹泻、便秘、便血等，需要等待 1 周，再加入新食物。如果没有过敏反应，可以继续添加新食物。

（3）辅食喂养中的安全性：婴幼儿由于免疫系统未成熟，且各器官正处于发育之中，所以更容易感染食源性疾病。所以婴幼儿辅食的安全性非常重要。在辅食制作和喂养期间可以通过食品安全措施来预防。例如，使用新鲜的食物和干净的器皿制作辅食；喂养者和婴幼儿在制作和使用食物前洗手；没吃完辅食，可低温保存；冷藏一般不超过 24 小时，冷冻不超过 1 周；辅食应该经过充分加热烹饪；避免可能堵塞气道的食物，如坚果、果冻、块状硬性食物。

9. 常用哺育方法推荐　提倡积极的、顺应性的喂养。婴幼儿在接受一种新食物可能需要一定时间，需要照顾者更加有耐心、缓慢去喂养儿童。要注意婴幼儿的饥饿和饱足信号。在婴幼儿进食过程中，可以用眼神、微笑及语言积极鼓励进食，尽可能避免消极言语和行为。具体一些做法包括：与婴幼儿共同进餐；营造良好进餐环境，收起玩具，关掉电视；逐渐调整食物量、黏稠度和种类，来满足婴幼儿需求。

考核单元

1.判断题（总计 60 分，每题 3 分）

（1）哺乳期妇女需要刻意调整饮食，不能"饿了就吃，渴了就喝"。（×）

（2）哺乳期妇女的饮食应当多样化。（√）

（3）哺乳期妇女的饮食会影响乳汁中脂肪的成分，但不影响脂肪的总量。（√）

（4）碳水化合物是身体能量的主要来源，所以哺乳期妇女应当多食用点心糖果。（×）

（5）纯素食主义者不食用任何动物制品，有维生素 B_{12} 缺乏的风险。（√）

（6）有减肥手术史或者营养吸收不良的人可能会产生维生素或矿物质缺乏，或者乳汁中的维生素和矿物质水平降低。（√）

（7）铁元素主要存在于深绿色蔬菜中。（×）

（8）长期大剂量摄入锌会抑制免疫系统的发育。（√）

（9）营养不良或者吸收障碍的妇女有维生素缺乏的风险。（√）

（10）食物过敏，诊断的金标准是回避 - 激发试验。（√）

（11）婴儿第 1 天胃容量为 5 ～ 7ml。（√）

（12）可以通过观察 24 小时大小便次数，来判断奶量摄入是否足够。（√）

（13）混合喂养的方式中一般建议选择代授法。（×）

（14）维生素 A 对于婴幼儿视觉发展有着重要作用。（√）

（15）维生素 D 缺乏可能会导致佝偻病。（√）

（16）缺铁会引起缺铁性贫血。（√）

（17）婴幼儿生病期间可以暂停添加新食物。（√）

（18）添加辅食尽量避免果冻、坚果、块状硬性食物。（√）

（19）每添加一种新食物需要观察 3 天，有没有过敏反应出

现。(√)

(20)在添加辅食过程中,提倡积极的顺应性哺育方式。(√)

2.选择题（总计 40 分，每题 4 分）

(1) 体重指数（BMI）的正常范围是____。(B)

A. < 18.5　　　　B. 18.5~25　　C. 25~30　　　D. > 30

(2) 婴幼儿时期易过敏食物不包括____。(A)

A. 蔬菜　　　　　B. 牛奶　　　　　C. 鸡蛋　　　　　D. 虾

(3) 更易被有效吸收的血红素铁主要存在于____。(A)

A. 肉类　　　　　B. 蔬菜　　　　C. 牛奶　　　　　D. 水果

(4) 下列说法哪项是错误的____。(C)

A. 即使乳母钙摄入不足，通常也不会影响乳汁中的钙含量

B. 纯素食主义者不食用任何动物制品，有维生素 B_{12} 缺乏的风险

C. 一般哺乳期妇女都需要额外补充维生素

D. 过量摄入咖啡因会影响泌乳反射

(5) WHO 建议婴儿在前__个月应该得到纯母乳喂养。(C)

A. 4　　　　　　　B. 5　　　　　　　C. 6　　　　　　　D. 7

(6) WHO 建议母乳喂养应该持续__或更长时间。(C)

A. 6 个月　　　　　B. 一年　　　　C. 两年　　　　　D. 三年

(7) 以下__是视觉的生化过程所必需。(A)

A. 维生素 A　　　　B. 维生素 D　　C. 铁　　　　　　D. 钙

(8) 以下__缺乏会引起贫血。(B)

A. 钙　　　　　　　B. 铁　　　　　　C. 锌　　　　　　D. 碘

(9) 以下__缺乏会引起甲状腺激素不足。(D)

A. 钙　　　　　　　B. 铁　　　　　　C. 锌　　　　　　D. 碘

(10) 在加辅食时，添加一种新食物，最好观察__天确定没有过敏反应。(B)

A. 1　　　　　　　B. 3　　　　　　　C. 5　　　　　　　D. 7

第8章

婴儿生长发育常识

第1节 婴儿常用生长指标及发育曲线

教学单元1 婴儿常用生长发育测量指标

【教学目标】

了解婴儿常用生长发育测量指标及其临床意义。

【教学要求】

1. 身高（身长）

（1）身高（身长）指头顶到足底的长度，为最基本生长发育指标之一。2岁以内采取仰卧位测量，称为身长。立位测量的称为身高。立位和仰卧位测量值可以相差1～2cm，身高往往小于身长。

（2）一般新生儿出生平均身长50cm，出生第一年，身长增长最快，一岁时身长达到出生的1.5倍，即75cm左右。0—3月龄，平均每月增长约4cm，4—6月龄每月约2cm，6—12月龄每月1～1.5cm。第二年身高增长减速，年均11～12cm，此后至青春期前，年均5～7cm。

（3）身长计算公式：1岁内身长按照每月增长正常值评价；2—12岁身高计算公式为：身高（身长）（厘米）＝年龄（岁）×7+77

（4）身长、身高测量方法：身长测量采取卧式量床（图8-1）或者量板，测试者站在婴儿右侧，将婴儿平放在测量平台上，头顶顶住量具上方。请注意，如果婴儿头上有头饰或者梳起的发髻较高，建议移除。请家长或者助手帮忙固定婴儿头部，测试者迅速用左手抓住婴儿双脚脚踝部，右手操作量板下方贴近婴儿脚底，适当加压使婴儿双脚脚趾向上脚心放平贴近量板，快速读数后放开婴儿。请注意，读数前需要确认婴儿是否双下肢处于伸直状态，是否有躯干扭曲或者膝盖上翘，排除头顶和脚心没有贴准量板的情况才能获得准确读数。读数以厘米为计量单位，四舍五入精确到小数点后一位。测量身高时，取立位，两眼直视正前方，胸部挺起，两臂自然下垂，脚跟并拢，脚尖分开约 60°，脚跟、臀部与两肩胛间三点同时接触立柱，头部保持正中位置，使测量板与头顶点接触，读测量板垂直交于立柱上刻度的数字，视线应与立柱上刻度的数字平行。

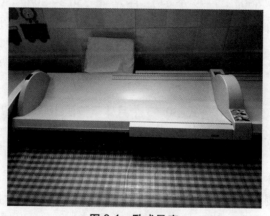

图 8-1　卧式量床

（5）身长测量的频次和记录方法：0—6 月龄婴儿要求每月测量身长，7—12 月龄婴儿每 2 个月测量身长。所得数据应按照年龄别身高绘制于该婴儿保健手册上，并依此绘制身高增长曲线图。

（6）身高（身长）测量意义：身高（身长）是反映儿童远期营养状况的主要指标。是反映儿童近 3 个月或者半年营养是否充足，增长是否良好的指标。

2. 体重

（1）体重的定义：体重是指裸体或穿着已知重量的工作衣称量得到的身体重量，是反映婴儿营养状态和发育程度最重要的指标。

（2）如无早产，宫内发育迟缓等因素，中国正常足月新生儿的出生体重男婴平均为 3.3kg，女婴平均体重 3.2kg。新生儿出生后出现生理性体重下降，至出生后 7～10 天恢复出生体重。0—3 个月婴儿，月平均增重 1000～1200g，生后 3 个月体重约等于出生体重的 2 倍。4—6 个月婴儿，月增重 500～600g；7—9 个月，月增重 250～300g；10—12 个月，月增重 200～250g。12 个月龄时，体重约等于出生体重的 3 倍。生后第 2 年体重增加 2～2.5kg，此后到青春期前年体重增长约为 2kg/ 年，直到青春期出现第二次身高体重发育高峰。

（3）体重计算公式：0—3 个月体重按照 1000～1200g/ 月计算；3—12 个月体重（kg）为（月龄 +9）/2。

（4）体重测量方法：根据服务机构条件，选择电子或者机械体重计进行测量，个别偏远乡村医疗单位也可以采取手持式机械秤测量（图 8-2，图 8-3）。给婴儿测量体重时，测量室温度要适宜，建议冬天在 22℃，夏天在 25℃左右，以便能够将婴儿多余衣物脱掉，只留贴身单衣。检查、更换好尿不湿，如果是湿的尿不湿和较厚的衣服，最后读取数据时需要酌情扣除相应克数，一般干的尿不湿加单衣建议扣除 50～100g，湿的尿不湿和厚衣服酌情扣除 300～500g。读取数据时，以千克为计量单位，精确到小数点后一位，如 6.2kg。

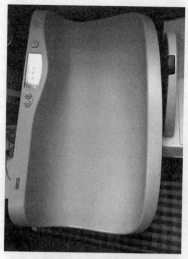

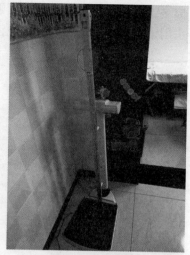

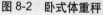

图 8-2 卧式体重秤

图 8-3 站式体重秤

（5）体重测量的频次和记录方法：6 月龄以内婴儿，每月测量体重一次，7—12 月龄婴儿，每 2 个月测量体重一次或者继续每月测量体重。所得数据应按照年龄、性别、体重绘制于该婴儿保健手册上，并依此绘制体重增长曲线图。

3. 头围

（1）头围测量的意义：头围反映脑和颅骨的发育程度。

（2）头围发育在婴儿期的重点指标：新生儿出生时头围均值为 34cm，0—6 月龄增长约 9cm，7—12 月龄增长约 3cm，至 1 岁时增加到均值 46cm。此后增长减缓，年均 1 ～ 2cm，至 15 岁接近成人头围。若出生时头围小于 32cm，称小头畸形，需注意大脑发育不全。头围过大伴有颅缝和前后囟门的增大需要注意脑积水可能。

（3）头围测量方法（图 8-4，图 8-5）：1 岁以内儿童应测量头围，取坐位或仰卧位，测量者位于儿童右侧或前方，用左手拇指将软尺零点固定于头部右眉弓上缘处，经枕骨粗隆及左侧眉弓上缘回至零点，使软尺紧贴头皮，女童应松开发辫。儿童头围记录以厘米（cm）为单位，至小数点后一位。

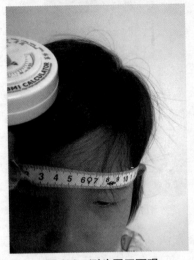

图 8-4　测头围正面观

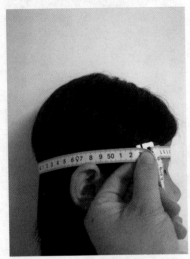

图 8-5　测头围侧面观

（4）头围测量的频次和记录方法：0—6月龄建议每1～2个月测量头围，7—12月龄可以2～3个月测量头围并记录入该儿童保健档案。

4. 胸围

（1）胸围的测量意义和婴儿重点指标：胸围反映胸廓、背部肌肉、皮下脂肪和肺的发育程度。出生时胸围均值32cm，小于头围，胸廓呈圆筒状。随年龄增长，胸围横径发育加快，至1岁时胸围和头围相等，1岁以后胸围发育逐渐超过头围，至青春期逐渐呈现成人体型。

（2）胸围测量方法：用厘米制软尺自平行双乳头绕行胸廓一周记录胸围（图8-6），测量胸围时，更需要注意检查是否有胸廓畸形，如鸡胸、漏斗胸、肋骨串珠等，可能和某些骨骼和内分泌疾病有关。

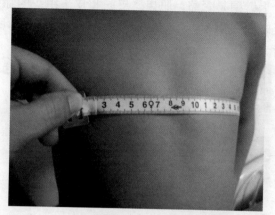

图 8-6 胸围

5. 腹围

（1）婴儿期腹围和胸围接近，逐渐发育中腹围小于胸围。

（2）腹围测量方法：婴儿取仰卧位绕脐一周测量腹围（图8-7）。肠胀气和肠麻痹腹围增加。

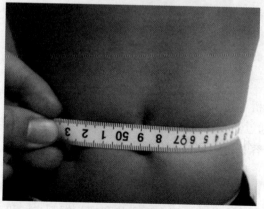

图 8-7 腹围

6. 上臂围

(1) 上臂围是骨骼、肌肉、皮肤和皮下组织的综合测量，上臂围反映儿童营养状况。在无条件进行身高体重测量的情况下可以暂为代替。

(2) 上臂围测量方法：取肩峰和上臂肘部鹰嘴连线中点，厘米制软尺绕行一周测量（图8-8）。

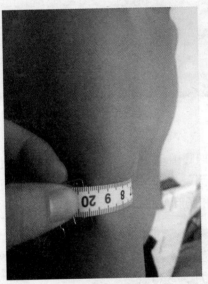

图 8-8　上臂围

7. 皮褶厚度

(1)通过测量皮肤和皮下脂肪的厚度,反映儿童的营养状况,虽然操作容易，但测试者标准化不易做到，准确性欠佳，渐渐减少应用，只用于少数科研项目中。

(2) 皮褶厚度测量方法：常用测量部位包括腹壁、背部、上臂内侧皮下脂肪等。用左手示指和拇指捏起皮肤和皮下脂肪，捏时两指距离是3cm，右手持量具测量（图8-9）。

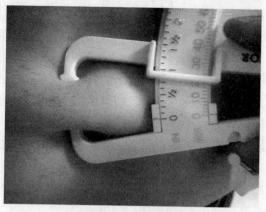

图8-9 皮褶厚度

教学单元2 生长曲线

【教学目标】

了解常用生长曲线的分类和意义；掌握通过分析生长曲线评价婴儿生长发育状况。

【教学要求】

1. 常用生长曲线的分类及意义　根据实际应用要求，曲线图有多种分类方法。无论如何分类，由于男婴和女婴之间存在着出生体重、生后发育速度等多方面的差异，所以首先要按照性别分为男童生长发育曲线图和女童生长发育曲线图。为了方便临床应用，根据儿童在0—3岁生长发育快，体检频繁的特点，又分为以月为横坐标计量单位的0—3岁男童/女童曲线图和以年为横坐标计量单位的2—18岁男童/女童曲线图。根据统计数据处理方式的不同，又分为百分位曲线图和标准差曲线图。根据曲线图是单指标还是多指标又分为单指标曲线图（如主要用于描绘身高发育的年龄别身高曲线图），以及多指标曲线图（如年龄别身高和体重曲线图）。经过对原始数据进行处理后又产生了便于临床超重、肥胖诊断时应用的体质指数（BMI）曲线图。以下将举例说明几种常用曲线图的绘制和使用方法。

(1) 年龄别体重：体重是1岁以下婴儿生长发育监测最基本的指标之一。年龄别体重曲线图描绘了不同年龄（以月为单位）对应的体重值，通过不同月龄测得的体重数的描点和连线得出某一阶段的发育曲线。曲线平滑并和大趋势相符为正常曲线，曲线犬牙交错或者陡然上升或者下降均为不正常曲线，应该引起高度重视，除外测量误差的基础上需要对该婴儿进行营养评价和喂养指导。

(2) 年龄别身高：和体重一样，身高也是1岁以下婴儿生长发育监测最基本的指标之一。年龄别身高曲线图描绘了不同年龄（以月为单位）对应的身高值，通过不同月龄测得的身高数的描点和连线得出某一阶段的发育曲线。曲线平滑并和大趋势相符为正常曲线，曲线犬牙交错或者陡然上升或者下降均为不正常曲线，应该引起高度重视，除外测量误差的基础上需要对该婴儿进行营养评价和喂养指导。

(3) 身高别体重：身高别体重曲线图以身高为横坐标描绘对应的体重值，剔除了年龄对于数据的干扰，可以反映体型和身材的匀称度，但对于1岁以下婴儿并不常用。

(4) 体质指数（BMI）：是将身长的平方设想为婴儿的体积，通过与体重数值相除反映单位体积内的重量，是用于评价超重和肥胖比较常用的指标。

2. 举例绘制年龄别体重曲线图　首先选择性别，然后以实际年龄为横坐标，体重测量值为纵坐标，横纵坐标交叉点即为标记点，用"×"或者圆点标记均可。标记一个阶段体重发育后，将标记点平滑连接既获得体重发育曲线。

3. 如何评价婴儿/幼儿生长发育状况　可参考世界卫生组

织 2006 年生长标准数据，利用 Z 评分指标进行评价。Z 评分：实测值与参考人群中位数之间的差值和参考人群标准差相比，所得比值就是 Z 评分。常用的 Z 评分指标如下。

（1）年龄别身高/身长 Z 评分：儿童身高/身长实测值与同年龄同性别参考儿童身高/身长中位数之间的差值和参考人群标准差相比，所得比值就是年龄别身高/身长 Z 评分。

（2）年龄别体质量 Z 评分：儿童体质量实测值与同年龄同性别参考儿童体质量中位数之间的差值和同年龄同性别参考儿童体质量标准差相比，所得比值就是年龄别体质量 Z 评分。

（3）身高/身长别体质量 Z 评分：儿童体质量实测值与同性别同身高/身长儿童体质量中位数之间的差值和同性别同身高/身长儿童体质量标准差相比，所得比值就是身高/身长别体质量 Z 评分。

（4）年龄别体质指数（BMI）Z 评分：儿童 BMI 计算值与同年龄同性别儿童 BMI 中位数之间的差值和同年龄同性别儿童 BMI 标准差相比，所得比值就是年龄别 BMI Z 评分。

第 2 节　婴儿生长发育特点

教学单元 1　神经系统发育特点

【教学目标】

了解婴儿神经系统发育一般规律。

【知识要求】

1. 神经系统是生物体对其全部生理功能活动起支配指挥作用的主导系统。神经系统分为中枢神经系统和周围神经系统，中枢神经系统又包括脑和脊髓，周围神经系统包括脑神经和脊神经。

2. 神经系统电生理活动的基本单位是神经元。神经元由神经细胞和对其起支持、绝缘、营养和保护等作用的神经胶质细胞构成。神经细胞是一种高度特化的细胞，由神经细胞胞体和突起两部分构成。突起又分为树突和轴突。每个神经细胞都有多个树突和一个轴突，树突负责收集和接受外界传入的信号，经过神经胞体加工后，经过唯一的轴突传递出去。经过大量的复杂的树突接受、胞体处理和轴突传出过程，生物体才能表现出接受外界刺激，及时作出趋避反应的表象。大量信息经过外周神经系统的感受和层层传递到达中枢神经系统，在中枢神经系统进行复杂的加工处理后又输出指令到外周神经系统产生动作、情感表达等反应。因此，整个生物体就是一个复杂的信号处理系统。刚刚出生的新生儿，其中枢和外周神经系统的发育并未成熟，随着外界环境的不断刺激，神经元的信息处理能力逐渐增强和固定。有大量研究表明，外界环境刺激对婴幼儿脑发育的作用巨大，而且大脑不同功能有其特定敏感期。

3. 婴儿脑发育过程

（1）儿童神经心理发育的基础是神经系统的生长发育，尤其是脑的发育。新生儿脑重约为390g，占出生体重的8%，而成人脑重约1400g，占体重的4%。9个月时脑重达到约660g，2岁脑重900～1000g，至7岁脑重已经基本接近成人脑重1350～1400g。只从脑的重量上，也能初步判断：第一，人的神经系统发育远远高级于其他生物体，第二：神经系统在生命早期，尤其是生后一年发展最快。因此，应该充分把握神经系统发育的黄金期，避免疾病，提供充分环境刺激，以充分促进神经系统的发育。

（2）科学研究表明，神经细胞的数量在胚胎期已经发育完成，生后神经系统的发育主要是神经细胞功能的分化和体积的增大，特别是神经突触数量的增加及神经传导纤维的外衣——神经的髓鞘的形成。

4. 在理解和掌握婴儿神经行为心理发育的过程中，观察者必须时刻具有反射弧的概念才能理解婴儿能够做出或者不能做出相应反应的原因，以便为下一步制定早教干预措施和预测干预效果。

(1) 反射弧是一个包含信息接收，加工，输出的神经回路。外周感受器接收信息，经传入神经传入至中枢神经系统进行信息分析加工，再由传出神经将应对信息经传出神经传入外周效应器。因此，典型的反射弧由感受器、传入神经、神经中枢、传出神经和效应器 5 个部分组成。反射分为非条件反射和条件反射两类。非条件反射是指先天存在，基因决定的反射，在出生后无需训练就可表达，如婴儿的吸吮反射，健康成年人的性反射等。条件反射是指在出生后通过训练而形成的反射。它可以建立，也能消退，数量可以不断增加。条件反射的建立扩大了机体的反应范围，当生活环境改变时条件反射也跟着改变。因此，条件反射较非条件反射有更大的灵活性，更适应复杂变化的生存环境。非条件反射可以通过后天训练得以强化，如搏击运动员的防御性非条件反射可以通过后天训练得到加强。条件反射可以通过调节刺激因素弱化或者强化。如可以通过反复由同一个人对着婴儿发妈妈的声音，使婴儿对妈妈的发音和此人建立反射弧，下次听到妈妈发音时会放射性去寻找熟悉的脸庞。

(2) 在明确反射弧的组成和条件反射及非条件反射的概念后，在制定早教方案和分析婴儿反应时，应该首先区分该行为是条件反射弧的哪种反射。如果反射弧不够完美，需要分析是反射弧的哪部分出现问题。如很多早产儿由于吸吮能力不足，导致先天性吸吮反射完成的程度并不好，不能吸到妈妈足够的奶以维持生长发育。因此，可以通过咀嚼训练增强其口腔肌肉吸吮能力，促进反射弧的完美化。

教学单元 2　感知觉的发育

【教学目标】

了解感知觉的定义，掌握婴儿常见感觉发育里程碑时间段。

【知识要求】

1. **感知觉定义**　感知觉是对事物个别属性的反应，包括了视觉、听觉、嗅觉、味觉和皮肤感觉。知觉是在感觉基础上产生的对事物整体属性的综合反应，包括视知觉（对事物颜色、明暗、立体等的综合感知）、听知觉、触知觉等及空间知觉，形状知觉，时间知觉等一系列更为高级和复杂的知觉。

（1）视觉发育：视觉的外界刺激来源于对光线的感知。新生儿出生时就有视觉，对光就有反应，瞳孔也能随着光的强弱出现变大或者缩小的反应（称之为瞳孔对光反射），但反射速度慢，且由于眼外肌调节能力差，还不能出现辐辏反射（双眼随移近的物体出现内聚的反射）。新生儿出生时的远视，称为生理性远视，随着视觉的不断发育，远视度数逐渐减小，逐渐转为正视眼。视力情况从出生时的只有光反应到学龄期逐渐接近成人视力（表 8-1）。视力功能的检查分为行为观察法和测试法两种。行为观察法多用于无法语言表达，无法配合的低年龄婴幼儿。测试法，如常用的标准对数视力表则用于 3 岁以上可以理解指令，配合完成的学龄前和学龄儿童。

（2）听觉发育：听觉刺激来源于外界声波，声波经外耳道振动骨膜，振动传入耳蜗，翻译成听觉信号经听神经传入大脑。很多研究表明胎儿在宫内就有听力，新生儿的娩出时，外耳道残存羊水，影响听力，待生后 1 周左右，羊水吸收后听力明显增强，50～90 分贝（40～60 分贝是日常谈话的声音）就能引起其皱眉、惊吓反射、眨眼等反应或者引起啼哭。婴儿啼哭时，也可以因为听到声音而停止啼哭。到 3 个月时，婴儿就能判断

表 8-1　儿童正常视力发育

年龄	视力
出生	仅有光感
1 周龄	眼、头向亮光移动
2 周龄	手电光照射时两眼有少量辐辏
1 月龄	保护性瞬目反射
2 月龄	能注视大物体，视力为 0.012 ～ 0.025
3 月龄	能看到移动的铅笔，视力为 0.025 ～ 0.033
4 月龄	会看自己的手，用手接触物体，视力约为 0.05
6 月龄	0.06
1 岁	0.2 ～ 0.25
2 岁	0.5
3 岁	0.6
4—5 岁	0.8 ～ 1.0
6 岁	视力发育接近完善，达到 1.0

声音来源的方向，并调动躯体，配合将头转向声源。4 个月之后，婴儿可以分辨人声，8 个月时对严厉或者和蔼的语调出现不同反应，并发出 baba、mama 等音节，1 岁时出现词语和音节的区分。听觉发育是儿童语言发育的必备条件之一，国家卫生部规定了儿童听力障碍的分级（表 8-2）。新生儿听力筛查是我国为新生婴儿提供的免费筛查之一，一般初筛由出生所在医院在出院前完成。初筛没有通过，建议在生后新生儿 42 天检查时进行复筛，复筛未通过转诊专业耳鼻喉科门诊就诊。即使听力筛查通过，在儿童成长过程中仍然存在着影响听力发育的诸多危险因素。如后天的中耳炎或者长期强烈的环境噪声等，应嘱家长进行细心观察，如果生活中发现 3 个月以上婴儿对声音无反应，

不能追找声源，也建议及时就医，除外听力问题。

表 8-2　儿童听力障碍的分级

只能听到的分贝（dB）数	听力障碍程度
＜ 25 分贝	无
26 ～ 40	轻
41 ～ 55	中
56 ～ 70	中等重度
71 ～ 90	重度
＞ 91	极重

（3）嗅觉发育：嗅觉的刺激物是气味，鼻黏膜嗅细胞感受气味信息传入大脑皮质海马回和沟回区域产生嗅觉。新生儿出生时嗅觉基本已经发育成熟，闭着眼睛靠嗅觉就能寻找到妈妈的乳头。有实验显示，在初生新生儿头两侧各放上滴有妈妈乳汁和其他乳汁的乳垫，新生儿头会转向妈妈乳汁侧。生后 3 ～ 4 个月的婴儿就能分别气味，母亲大量进食一些刺激性气味的食物，如洋葱、大蒜等，可以通过乳汁传递被婴儿嗅觉感受到从而影响哺乳。

（4）味觉发育：味觉的感受器官是位于舌体上舌乳头中的味蕾。人的味觉主要有 4 种，即酸、甜、苦、咸。舌尖对甜味敏感，舌中部对咸味敏感，舌两侧对酸味敏感，舌根部对苦味敏感。新生儿的味觉已经基本发育成熟，能够对甜酸等基本味道表现出相应反应。4 ～ 5 个月时，就能有更丰富的味觉感知力，感知到乳汁或者进食食物中的细微味道改变。

（5）皮肤感觉发育：皮肤感觉的感受器位于皮肤下毛囊神经末梢和触觉小体。不同的皮肤触摸力度产生不同的皮肤感觉。皮肤感觉包括痛觉、触觉、温度觉和深度觉等，新生儿既对皮肤触觉有高度的敏感性，也能明确感受到外界温度的变化。躯体的感觉能够影响心理的变化，这也是对婴儿进行抚触被动操干预训练的理论基础之一。

（6）知觉发育：知觉的发育与视觉、听觉、皮肤感觉等的发育有着密切的关系，是对感觉发育的整合和进化。婴儿期主要是各种感觉的发展和巩固期，还没有很好的知觉发育。如1岁内的婴儿并没有远近，今天和明天的概念。2—6岁才逐渐出现和完善更高级的知觉发育，如认知物体的大小、性状、深度、距离和上下左右的空间定向。认知现在、马上、很久、今天、明天、白天、晚上、四季等时间概念。

2. 通过给予环境刺激初步测定婴儿的感知觉发育

（1）测查工具的准备：任何测查工具需要安全性为第一位。常用的感知觉测查工具包括木杆铜铃（图 8-10），红色带绳绒线球，可以手抓握的安全油漆或者安全塑料摇铃和积木。

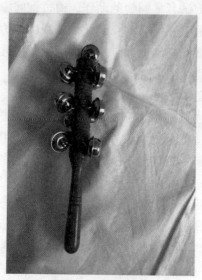

图 8-10　木杆铜铃

（2）测查实施：测试环境要求安静，环境温度在冬天推荐22℃左右，夏天推荐25℃左右，婴儿着轻薄贴身衣物，未在饥饿状态，无大小便等排泄干扰。检查室中配备清洁的诊床，诊床空间充足，无其他外物干扰。婴儿仰卧位，测试者脸部在婴儿头顶上方30～40cm处，用温柔的眼神和婴儿对视，同时用温柔的语调逗引婴儿引起他的注意。在确认婴儿已经被你吸引的情况下，自中线向左右两侧平行缓慢转动脸庞，观察婴儿是否能够随着测试者脸部移动而移动头部和眼神。新生儿反应稍慢，可以出现头部不移动只是眼神缓慢甚至稍有滞后的跟随，3个月以上婴儿必须能够流畅的头部和眼神同步跟随。重新回到中线位置，继续逗引婴儿注意，同时用左手或者右手悄悄将铜铃放在婴儿左右耳20～30cm处，轻轻摇响，应该观察到新生儿出现瞬目或者肢体动作减少等刺激性反应，3个月龄以上婴儿应该迅速地将头转向声源。注意避免视觉的干扰，事先不能让婴儿注意到测试者拿铜铃的动作。通过询问家长或者观察婴儿吃手和玩耍啃咬摇铃的动作确认他的吸吮能力是否正常。也可以在亲自测查的基础上通过结合询问家长婴儿在家对环境声响的反应间接判断婴儿视觉、听觉的发育。

3. 提供适宜环境刺激促进婴儿感知觉发育

（1）家长通过提供适宜的家居环境促进婴儿感知觉发育，包括温、湿度适宜、装饰简单但色彩鲜艳、使用安全油漆的婴儿房，避免装修噪声，提供悦耳背景音乐，适当的三浴锻炼（空气浴、日光浴、水浴）以促进婴儿对环境的适应能力。

（2）教授家长通过在家做婴儿抚触以促进婴儿的身体感觉，通过经常怀抱婴儿和与他温柔对话促进其听觉发育和建立良好亲子关系。通过给予适合的玩具和游戏刺激孩子的视觉发育。

教学单元 3　大运动的发育

【教学目标】

掌握婴儿大运动发育时间节点，了解各月龄婴儿大运动发育的训练重点和训练方法。

【知识要求】

1. 运动发育的两大基石是神经系统和骨骼肌肉系统。无论是哪个基石出现问题，婴儿都无法完成其运动发育要求。随着中枢神经系统，特别是脑功能发育的成熟，婴儿运动的发育有一定规律性（表 8-3）。

表 8-3　婴儿运动发育规律

规律	定义	举例
头尾规律	动作的发育自上而下	先学会抬头，双手取物，然后才是坐、爬、站和行走
由近及远	离躯干近的肌群发育先于远端肌群	先学会抬肩使双臂聚拢，再学会用手指取物
泛化到集中	由不协调动作到协调动作	3 个月小婴儿看到玩具全身激动，手舞足蹈。6 个月婴儿已经能准确伸手够到想要的东西
正面动作先于反面动作	略	先会拿起，才会放下 先会向前走，才会向后退

（1）抬头：新生儿俯卧时能够抬头 1～2 秒，随着颈后肌群力量的加强，2 个月时能够较长时间俯卧抬头。3 个月取仰卧位缓慢拉起婴儿双手，使婴儿呈坐起姿势，头部仍稍落后于躯干，呈稍微后仰状。4 个月时躯干和颈部呈现一条直线甚至稍超越躯干表现成渴望拉起状态。3 个月扶坐位时，头还稍微有些晃动，

4个月时，头部不再晃动而能够自如地转动。抬头和拉坐的检查是0—3个月婴儿大运动的检查和训练要点。

（2）翻身：部分婴儿从3个月左右到5个月之间完成自主由仰卧位翻到俯卧位的大运动发育。6月龄以后可以从俯卧位翻身至仰卧位，7月龄后可以在侧卧位时用一只手支撑起身体的重量。翻身是3—5月龄婴儿大运动的检查和训练要点。

（3）坐：新生儿腰部肌肉力量很差，至3个月扶坐位时婴儿的腰部仍然呈弧形。5个月在靠着支撑物坐位时，可以表现出腰部的部分力量，妄图长时间挺直。6个月坐位时双手向前撑支撑部分身体力量，能够坐较长时间。7—8个月脊柱逐渐有力并有很好的控制，能够不用手支撑，独坐并自如转动腰部。9—11月龄时完成独坐到拉床栏站起的复杂腰腹髋和上下肢肌肉协同动作。6个月双手前撑独坐片刻是婴儿大运动发展的检查和训练要点。

（4）匍匐和爬行：新生儿出生时，俯卧位时就有原始的爬行动作，但并不是真正的爬行。6个月以后，当婴儿能够长时间独坐并能自由地由坐姿转换成向前匍匐时，真正的爬行才开始。大多数婴儿能够在8个月完成爬行动作，可能是比较低级的匍匐前进，可能是更高级的抬起腹部肘膝或者手膝配合爬行，总之能够协调的有一定速度的向不同方向爬行就算能够完成爬行任务。有的婴儿由于环境限制或者过早训练走路，直接跳过爬行发育过程。协调的爬行是8个月婴儿的大运动发育检查和训练要点。

（5）扶站和扶走：新生儿直立时，双下肢稍能负重，出现踏步或者立足反射。5—6个月由成人持腋下辅助站立时，双下肢能够负重并喜欢上下跳动。9—10个月自行拉着围栏站起时，背部腰部和臀部能够伸直。11—12个月能够独站片刻并且扶物向前挪步，15个月能够比较稳的独走，18个月能够跟跑的跑和向后退，2 岁能双脚跳，2.5 岁单脚跳，3 岁能双脚交替上下楼梯，5 岁能够跳绳和溜冰。是否可以独站和扶走是 1 岁左右婴儿的大运动发育检查和训练要点。

2. 常用训练方法

（1）抬头刺激游戏

教具：吸引婴儿注意的摇铃，彩色玩具。软硬适中，面积够大的地垫或者床垫。

实施：环境温暖适宜，一般选取婴儿进食后半小时以上或者觉醒状态没有饥饿时进行。婴儿衣物要适中，避免因为过厚的衣物影响婴儿运动和运动后出汗不利于排汗。将婴儿翻身至俯卧位，训练员位于婴儿头顶上部或者趴在婴儿的对面。用玩具和轻柔的声音吸引婴儿抬头向上看你的脸或者带声响的玩具。根据婴儿状态和年龄大小决定训练时间，如果婴儿用哭闹表示劳累或者不满，停止训练恢复仰卧位。但应在过后条件允许时再次进行抬头训练，大部分婴儿都能够逐渐适应 1 天数次的训练并且延长抬头的时间。

（2）翻身游戏

教具：软硬适中面积够大的地垫或者床垫，逗引婴儿注意的玩具。

实施：对于 3 个月，刚刚开始学习翻身的婴儿，让婴儿取仰卧位，训练员位于婴儿脚侧，用双手抓住婴儿小腿，将其双下肢交叉，向侧翻，双手稍向脚侧用力，观察婴儿躯干是否有配合扭转的动作。等待片刻，尽量让婴儿能够配合下肢的扭转完成躯干的扭转最终躯体成俯卧位。也可以拉着婴儿的单侧上臂向单侧用力成侧卧位，观察和等待婴儿躯干和双下肢的配合扭转。请注意，练习趴，有很好的抬头能力，才能证明婴儿已经具有好的颈部和背部肌肉力量，是翻身运动能够实现的基础。如果不能完成翻身动作，需要从趴和抬头的动作阶段加强训练。

（3）独坐游戏

教具：软硬适中面积够大的地垫或者床垫，逗引婴儿注意的玩具。床垫或者地垫上配备软垫或者软被，用于婴儿独坐训练时摔倒时用。

实施：训练员和婴儿同坐在练习垫上，将婴儿扶坐至坐位，使其双手向前，放在两腿中间以支撑部分身体重量。将玩具置于婴儿头顶正上方或者斜侧方吸引其注意，逗引婴儿自行牵引上身，用单手或者双手去拿玩具，并且慢速移动玩具逗引婴儿试图转动腰部控制整个躯干平衡。注意为避免出现意外，需要在婴儿周围安置软垫以便于失去平衡时跌落在软垫上。独坐训练一般用于6个月以上婴儿的训练，对于6个月以下腰腹力量差的婴儿不建议过早训练。腰腹力量成熟的标志是拉坐时，婴儿头部不再滞后并且表现出主动坐起的努力。即使已满6个月，如果腰腹力量不够，需退回到翻身和趴的基础训练。

（4）爬行游戏

教具：软硬适中面积够大的地垫。家中可以自备爬行护膝，利用家中面积比较大的房间的地板。婴儿床和一般的家庭用床很快就不能满足婴儿爬行的探索需求。

实施：训练匍匐爬行时，将婴儿置于俯卧位，训练员位于婴儿脚侧，用双手交替推动其双脚向前匍匐。另一位训练员在头侧用玩具逗引其向前运动。掌握匍匐爬行后，训练肘膝爬行时，可以在婴儿腹部垫上较厚的被子，使他的身体处于肘膝位，训练员在前方逗引其向前爬行，婴儿会主动迈腿力图翻越被子这个障碍物，从而逐渐增强下肢力量和协调性完成肘膝爬行。请注意，从稳当的坐位独自顺畅地转换到趴的体位是协调性爬行的前奏，说明婴儿的机体已经有了很好的上下部躯干和肢体的配合度。在没有独坐稳当和没有实现流畅的姿势转换时，不建议过早进行训练爬行，往往因为没有好的训练效果而引起家长的失望和恐慌。

（5）扶走游戏

教具：结实的围栏，可以推动稳固椅子或者其他支撑工具。

实施：扶走的前奏是自行拉物站起，部分婴儿在6个月坐稳后就能完成。随着扶物站立的时间延长，婴儿开始出现扶物横向的迈步。注意，过早地训练扶走并不能增强孩子的平衡能力和促进其感觉统合发育。多项研究表明，爬行才是促进平衡和感觉统合发育的最好运动。因此，建议在婴儿熟练完成拉物站起后，撤掉围栏，给予其充分的空间首先训练爬行。扶走是一个婴儿的自然发育过程。顺利爬行后，婴儿会不满足于对平面空间的探索，但遇到障碍物如桌子椅子时，他会协调和越来越迅速地拉物站起，并且逐渐出现从笨拙的坐下到蹲下再转为爬行的灵活配合，此时再训练扶走时机最佳。训练员可以在孩子的后部或者前部，拉着他的双手或者让他扶着椅子固定自己的重心，而训练员也扶着椅子对他形成保护圈，推动椅子促使婴儿向前迈步，重复该过程直到他能够独自站立和行走。

教学单元4　精细运动的发育

【教学目标】

掌握婴儿精细运动发育时间节点，了解各月龄婴儿精细运动发育的训练重点和训练方法。

【知识要求】

1.精细运动指的是手部的运动能力，特别是手指的运动能力。相比于大运动，手部的精细运动更为复杂和高级，是将人和动物区别开来的主要特征。其中拇指和其他手指相互配合的对指捏物动作，更是人类区别于其他哺乳动物的高级精细运动。与大运动发育一样，精细运动的发育也遵循一定的规律（表8-4）。

表 8-4 精细运动发育规律

规律	定义
先尺后桡	先用手掌尺侧握物再用桡侧，最后会用手指
先抓后捏	先用整个手掌一把抓，再会用拇指对示指钳捏
先拿再放	先会主动拿起东西但不放开，再会松手有意识放手

（1）新生儿握拳很紧，2 个月后握拳逐渐松开，3 个月可以将双手放在胸前有意识地玩弄，4 个月较为准确地抓握到眼前的玩具，5 个月快速准确地抓握到眼前的任何东西并经手眼配合将抓握到的物品准确地放入口中，6 个月开始注意小物件并将玩具在两手之间灵活交换，7—8 个月开始用拇指和示指平夹取物，9—10 个月能够用指尖取物。12 个月可以几页几页地翻书并拿起和放下勺子，1.5 岁可以堆叠 2～3 块积木。2 岁可以堆叠 6～7 块方木并一页一页地翻书。3 岁以上可以堆叠 9～10块积木并学会使用牙刷、筷子等精细工具。4 岁基本上能够完成自己穿脱简单衣物。

（2）握持反射：又称之为抓握反射。是新生儿一种保护性的原始反射。表现为在外物接触新生儿手时，被婴儿无意识地立即牢牢抓住，握持反射抓握的力量之大，足以承受婴儿的体重，甚至可以凭借此力量将新生儿提离床面。这种反射在第 1 个月增强，随后逐渐减弱，到 3～4 个月时消失，被随意的抓握代替。握持反射是一种生存本能，但如果时间过长，超过 3 个月还没有消失，提示婴儿神经系统发育有问题。握持反射是新生婴儿的正常反射，应该在观察和诊断新生婴儿时有所注意。

（3）手眼配合：婴儿出生后，只会用嘴探知外界，表现在用嘴吸吮妈妈的乳头。趴着时用嘴吸吮叠放在胸前的拳头。仿佛不知道自己手的存在。3 个月后，身体的肌肉张力逐渐松解，握持反射消失，仰卧位时婴儿能够自如地抬起双手相握于胸前，直到此时，他仿佛才看到自己还有一双手，并且好奇地在眼前看来看去，并试图把拳头有意识地放进嘴里尝尝鲜。在胸前玩弄双手及协调地将双手放入口中是 3 个月时诊察婴儿精细运动发育的主要指标和训练要点。

（4）大把抓握和换手：5—6 个月，当婴儿开始围坐和独坐后，桌面游戏开始了，他会努力抓取眼前桌面上的一切东西，一开始只选择比较大的物体，伸手上去试图一把抓起，从偶尔成功到总是成功，并且开始不满足于单手抓握，两手配合出现物品的传递，以便腾出主力手再次抓握更多的东西。注意，此时主力手和助力手的分化开始出现。这是大脑左右优势半球的选择结果，无论是左利手还是右利手均是大脑自然发育的结果，并不建议人为干预。大把抓握和换手是 5—7 个月婴儿手部精细运动的诊察和训练要点。

（5）精细捏物：随着视觉功能的进一步发育成熟及手部精细肌肉神经的发育成熟，7 个月以上的婴儿可以注意到和背景颜色有差异的小体积（小到一粒米和一根头发）物品，并能用示指和拇指对指配合将小物品钳捏起来。这是更高级的精细运动，需要手眼的高度配合。精细捏物是 7—12 个月婴儿的精细运动诊察和训练要点。

（6）使用工具：12 个月左右婴儿，已经熟练掌握手指捏物的能力，他开始注意到还有勺和碗等工具的存在。并且知道此类工具可以帮助他更多的获取食物，因此，他开始有意识地抢夺你的工具。了解和尊重婴儿精细运动发展规律，适当给予安全的工具是 12 月龄左右及以上婴幼儿的精细运动训练要点。

2. 精细运动训练方法

（1）抓握游戏

教具：安全的易于抓握的摇铃，乳胶或者木质玩具，注意玩具上不要有易脱落的小的零部件以免脱落造成婴儿窒息危险。

软硬适中的地垫或者床垫。舒适的温湿度环境。

实施：婴儿取仰卧位，训练者慢慢将玩具从侧方移动到婴儿头顶上方，抖动玩具，偶尔轻触婴儿双手，刺激他对玩具的抓握。观察从初次见到玩具的手舞足蹈逐渐进展到快速准确地抓握和快速准确地放入口中尝试，为训练成功。

（2）交替换手和对敲游戏

教具：适合抓握和换手的，正好可以包在手掌中的积木块。婴儿座椅，前边需要有小桌板。

实施：婴儿取坐位，先将一块积木放在婴儿眼前的桌面上，抖动积木制造声响刺激婴儿抓握。待他抓握后，立即给出另外一块积木，碰触其仍然握着积木的那只手，他可能把前一块积木扔掉再抓握新的一块，也可能出现将积木换手的高级表现。多次刺激后如果扔掉积木用单手抓握的低级状态比较多，可以先将他的两手和一块积木握在一起，然后再给另一块积木触碰他的拳头，多次刺激直到他出现换手行为。也可以在婴儿双手各握一块积木时，把持他的双手完成对敲动作，发出声响，吸引他的注意，以便下一次他主动出现两手合作的对敲动作。换手和对敲的精心运动训练，往往在婴儿5—6个月后大运动方面发展到可以围坐或者独坐时再进行，过早训练意义不大。

（3）捏物游戏

教具：体积较小并且安全的纸片、煮熟的米粒、薄薄的水果切片等，婴儿座椅，前边需要有小桌板。

实施：婴儿安坐在婴儿座椅中，在小桌板上出示与桌板颜色有较大反差的小物体，敲击桌面引起婴儿的注意，用训练者的示指示范拨弄和用拇示指捏起小物体。多次重复巩固捏物的成功性并逐渐减小物体体积。注意，捏物的训练需要在婴儿能够独坐和并且视觉发展到能够注意小物体时才开展，一般在7

个月以上，早期训练效果不佳。

（4）使用工具游戏

教具：模拟吃饭的婴儿勺和碗等全套玩具，婴儿座椅。

实施：在进食辅食时，可以准备两套餐具，在哺喂婴儿辅食的同时，给他一套同样餐具，并在餐碗中放入少量辅食，鼓励婴儿用勺和用碗模仿进餐。平时也可以用模拟餐具的玩具和婴儿玩游戏，促进其对工具使用的成熟。注意，勺子、杯子和碗属于比较简单的工具，但其应用过程仍然需要不断练习，所以，应该允许孩子出现遗撒等所谓"不洁"行为。从自喂狼藉到准确自我进食是婴儿手部精细运动和自理能力发展进化的必经之路。

教学单元5 语言和个人—社交的发育

【教学目标】

掌握婴儿语言和个人—社交发育时间节点，了解各月龄婴儿语言和社交发育的训练重点和训练方法。

【知识要求】

1. 语言 指发出声音的功能性能力，是高级神经活动，是人类区别于其他生命体的重要特征之一。语言的发育必须要求听觉、发音器官及大脑三者功能均正常，三者中任何一个发育异常，都会影响语言的发育。语言的发育分为语言发育期和语言准备期两个阶段。1岁以后的幼儿能够发出真正的能被别人理解的词汇开始进入语言发育期，此前的婴儿时期，称为语言准备。1个月内的婴儿与外界交流的主要方式是哭，哭声具有相同的音调，成人无法分辨。1个月后，哭声逐渐分化，细心的妈妈可以听出婴儿哪种哭声是饥饿，哪种哭声是不舒服。此后非哭的声音逐渐出现，3个月左右的婴儿会出现a、o、u、e等原音和部分p、m、c、k等辅音，并可以通过尝试不同发音，语调的高低和成人产生互动，非常有趣。5—6个月的婴儿出现无意识的元辅音组合发出 baba、mama 等音节，家长们在这时总是感到惊喜，给予婴儿微笑等鼓励，促进婴儿进一步尝试更多语音语调。除了对发音的尝试，婴儿对语义的理解也在逐步进步。8—9个月时，大部分婴儿表现出对某些简单语句的理解，如妈妈在哪里？爸爸在哪里？配合躯体运动能力的增强，此期也出现动作性语言，如婴儿能够迅速爬向自己想要的物品，或者用手指指向自己想要的物品同时发出其独特的"声音"引起看护者的注意从而达到目的。由于还没有体会到语言的强大作用，1岁以内甚至很多2岁以内的婴儿主要采用动作语言表达自己的需求。但这部分孩子的理解能力逐渐增强，对越来越多的问题表示理解并用动作表达，如问他：猫咪在哪里，他能够准确地指认猫咪，但不能或者拒绝发出猫咪的语音。

2. 个人—社交 是人作为群体生活的物种发展出的相互之间进行信息交流的高级功能。通过个人—社交能力的发展，首先婴儿认识到自己的存在，同时认识到可以通过和环境中其他人或生物的交流获得食物、安全感和取得一定成就。婴儿阶段的个人—社交发展是婴儿认知自我，感受世界的初体验，对于其今后发展成熟的社交功能，融入社会群体至关重要。

3. 婴儿语言和个人—社交发育关键期

(1)咿呀学语：这里的咿呀学语并不是指校园中朗朗的书声，而是指婴儿在语言发育的初期通过体会语音语调的改变和周围的世界产生互动，从而认识到自我的存在。这一功能虽然是自发出现，但可以通过看护者的参与和回应鼓励等到强化和发展。3个月时是咿呀学语和婴儿认知自我，初步感受社交魅力的初体验期。

(2) 理解语境和语义：和发音功能共同发展的，还有婴儿对语义和语境的理解能力。除了感受发音的魅力，婴儿也注意到某些发音和特定物品的单一特定联系，以及某些语音语调和某些情绪的特殊对应关系。7—9 个月时，婴儿逐渐体会到物体与名称的对应关系，如听到妈妈在哪里时，将头转向妈妈。在这之前更早，婴儿就能通过语调感受到父母责备或者鼓励的情绪。

（3）亲子关系：亲子关系的互动存在于整个生命过程中，但生命早期亲子关系的建立对婴儿今后性格的形成具有重要的意义。

4. 语言和个人—社交的训练方法

（1）充分的交流满足：在 3 个月婴儿开始有初步社交要求时，取婴儿仰卧位，看护者在婴儿面部正上方 30 ～ 40cm 处慈祥地注视他。当他发出单音节声音时，马上用相同或者不同的单音节、长音、高低不同的声调回应他，以刺激他聆听或者继续学习你发出的音节。

（2）简单指令和中心词重复

教具：动物或者娃娃模型，撕不烂的有大图片的帛书。

实施：采用简单的单独指令提问，如猫猫在哪里？同时出示猫咪玩具或者图片。或者单独重复中心词，如猫咪，同时用猫咪玩具触碰孩子身体，重复几次后提问："猫咪在哪里？"

考核单元

1. 判断题（总计 20 分，每题 2 分）

（1）体重是反映神经系统发育的重要指标。（×）

（2）生殖系统在婴儿期发育最快。（×）

（3）婴儿期是生长发育最快的时期之一。（√）

（4）小儿胸围和头围相等的年龄是 2 周岁。（×）

（5）3 月龄婴儿，体重是出生体重的 4 倍。（×）

（6）身长指从头顶至足底的全身长度。（√）

(7)新生儿期指出生后脐带结扎开始至生后满28天的婴儿。（✓）

(8) 幼儿期是指生后1—3岁。（✓）

(9) 婴儿出生平均身长是55cm。（×）

(10) 青春期生长发育最大的特点是生殖系统迅速发育，并渐趋成熟。（✓）

2.选择题（总计40分，每题2分）

(1) 0—3月龄婴儿体重每月增重 ____。（C）

A. 500～600g　　　　　　B. 1500～2000g

C. 1000～1200g　　　　　D. 200～300g

(2) 6个月以内婴儿体格检查的次数为 ____。（D）

A. 每周一次　　　　　　　B. 每2周一次

C. 每3周一次　　　　　　D. 每月一次

(3) 反映婴儿远期营养发育状况的指标是 ____。（A）

A. 身高　　　B. 体重　　　C. 头围　　　D. 胸围

(4) 反映近期婴儿营养状况的指标是 ____。（B）

A. 身高　　　B. 体重　　　C. 头围　　　D. 胸围

(5) 平均正常婴儿12个月龄的体重、身长、头围分别是 ____。（B）

A. 8kg、70cm、40cm　　　B. 9kg、75cm、46cm

C. 10kg、80cm、48cm　　　D. 9kg、85cm、48cm

(6) 测量儿童皮下脂肪厚度常选用的部位是 ____。（C）

A. 肱二头肌　　　　　　　B. 肱三头肌

C. 腹部　　　　　　　　　D. 肩胛下角

(7) 关于婴儿期划分正确的是 ____。（D）

A. 出生至生后满6个月　　B. 出生至生后满8个月

C. 出生至生后满10个月　　D. 出生至生后满12个月

(8) 与小儿沟通最重要、最有效的方式是 ____。（D）

A. 触摸　　　　　B. 绘画　　　　　C. 书写　　　　　D. 游戏

(9) 翻身训练的关键年龄是 ____。(C)

A. 1 个月　　　　B. 6 个月　　　　C. 3 个月　　　　D. 8 个月

(10) 爬行训练关键年龄是 ____。(D)

A. 1 个月　　　　B. 6 个月　　　　C. 3 个月　　　　D. 8 个月

(11) 9 个月小儿听觉发育应是 ____。(C)

A. 头可转向声源　　　　　　　　B. 确定声源

C. 听懂自己的名字　　　　　　　D. 区别语言意义

E. 听觉发育完善

(12) 小儿先能抬头后能坐，之后能走遵循的发育顺序是 ____。(A)

A. 由上到下的顺序　　　　　　　B. 由近到远的顺序

C. 由粗到细的顺序　　　　　　　D. 由低级到高级的顺序

(13) 小儿能较好控制自己注意力的阶段为 ____。(D)

A. 1—2 岁　　　　　　　　　　　B. 2—3 岁

C. 3—4 岁　　　　　　　　　　　D. 5—6 岁

(14) 一婴儿身长 65cm，头围 44cm，独坐，用手摇玩具，能辨认熟人和陌生人，可能年龄是 ____。(B)

A. 5 个月　　　　　　　　　　　B. 6 个月

C. 7 个月　　　　　　　　　　　D. 8 个月

(15) 对周围事物特别感兴趣，好奇、好问、好模仿，能简单叙述事情经过的是 ____。(D)

A. 婴儿期　　　　　　　　　　　B. 幼儿期

C. 青春期　　　　　　　　　　　D. 学龄前期

(16) 不是婴幼儿期的保健重点是 ____。(D)

A. 喂养指导

B. 定期健康检查

C. 按时进行预防接种

D. 多听轻音乐，教其看图识字

（17）三浴锻炼指的是 ____。（ABC）

A. 空气浴 　　　　　　　B. 水浴

C. 日光浴 　　　　　　　D. 知识浴

（18）婴儿脑发育依赖于 ____（A）和 ____（D）双重因素。

A. 先天遗传 　　　　　　B. 运动

C. 疾病 　　　　　　　　D. 后天环境刺激

（19）婴儿出现"大把抓握和换手"时间为？（B）

A. 3—4 月龄 　　　B. 5—6 月龄

C. 8—9 月龄 　　　D. 10—11 月龄

（20）与 6 个月以内患儿的沟通方法主要是 ____。（C）

A. 书面语言 　　　　　　B. 口头语言

C. 躯体语言 　　　　　　D. 游戏

3. 技能实操题（总计 40 分，考核分数 ×0.4）

婴幼儿各项生长发育指标测量评估指导

考生姓名		身份证号码			
准考证号		总计得分	考评员	复核人	考评日期
本题得分					

考核时间：10 分钟；成绩满分为 100 分，60 分及以上为合格。

考评目标：

（1）检验学员对于婴幼儿各项生长发育指标测量评估的掌握程度。

（2）检验学员对婴幼儿各项生长发育指标测量评估指导方法与熟练程度。

准备要求：

考场准备（每人一份）：设备与设施准备。

序号	名称	规格与要求	单位	数量	考位设置	备注
1	体重秤		个	1		1. 考场使用面积50平米左右，设置考位5个，以满足5个考生同时进行操作技能考试的需要
2	婴儿秤		个	1		
3	卷尺		个	1		
4	检查床		张	1	5	2. 考场应干净整齐，通风、照明设施良好，上下水畅通、220V电源
5	婴儿床		个	1		
6	笔		支	1		
7	笔记本		本	1		

考核内容：

（1）本题分值：100分。

（2）考核时间：10分钟。

（3）考核形式：实际操作。

（4）否定项说明：若考生发生下列情况之一，则应及时终止其考试，考生该试题成绩计为零分。

①体重秤或者婴儿秤大小选择错误，不适合婴幼儿使用。

②动作粗鲁，婴幼儿感觉强烈疼痛不适。

配分及评分标准：

序号	考核内容	考核要点	配分	评分标准	扣分	得分
	准备工作	（1）环境准备符合要求：温度22～26℃，相对湿度50%～60%，光线充足	20	温度、湿度、光线不符合要求每项扣3分	10	
		（2）物品准备齐全：体重秤、婴儿秤、卷尺、检查床、婴儿床、笔、笔记本		备物少一件扣1分	10	

序号	考核内容	考核要点	配分	评分标准	扣分	得分
2	操作程序	(1) 洗手 (2) 做好解释工作 (3) 正确测量身长、体重、头围 (4) 正确评估生长发育指标	60	(1) 未洗手扣10分，洗手不规范扣5分		
				(2) 未做好解释工作扣10分，解释不够详细扣5分		
				(3) 生长发育指标测量不正确扣20分		
				(4) 生长发育指标评估方法不正确扣5～10分		
				(5) 各项生长发育指标计算不正确扣5～10分		
3	操作后	(1) 整理用物、记录 (2) 洗干净双手	20	(1) 未整理用物扣5分，未记录扣5分		
				(2) 未洗手扣10分，洗手不规范扣5分		
5	否定项	若考生发生下列情况之一，则应及时终止其考试，考生该试题成绩计为零分。 (1) 体重秤或者婴儿秤选择错误，不适合婴幼儿使用。 (2) 动作粗鲁，婴幼儿感觉强烈疼痛不适。				
合计			100	100		

第9章

孕产妇与婴幼儿心理特点

第1节　孕妇的心理特点

教学单元1　孕早、中、晚期的心理特点

【教学目标】

了解孕妇的心理特点，针对性地进行指导，减少由于心理原因造成的孕妇和新生儿的危险。

【知识要求】

1.孕早期的心理特点　孕早期是情绪较为复杂的一段时期，有初为人母的喜悦，甚至自豪，也有对胎儿的不知所措，焦虑，甚至沮丧，气愤。孕早期的心理调节是保证胎儿健康生长的重要条件。调节身体不适，保证生活节律，良好饮食都是帮助孕早期准妈妈情绪调节的好方法。

（1）早期身体不适的调节：怀孕初期，准妈妈的身体会出现各种不适，每个人出现的状况也有所不同，如疲劳、嗜睡、恶心、尿频、疼痛等。缓解孕吐不适，孕妇可以进食一些新鲜易消化的食物；对于乳房胀痛，孕妇可以用热敷等方式来缓解；放松心情，每天保证足够的睡眠，避免过度活动；别太劳累，多休息，并注意减轻工作压力；注意摄取足够的营养，特别是维生素含量丰富的食物和水果，能起到减轻疲劳的作用。

（2）产检焦虑：缓解产检焦虑症，调节心态很重要。心理

和生理的变化会让敏感的孕妇一会儿高兴一会儿沮丧，从得意洋洋、自豪、激情高昂，到嫉妒、气愤、内疚及沮丧这些都是孕妇情绪的表现。孕妇应对压力的承受能力取决于自身的情绪状况、社会文化背景，以及对妊娠的态度。适度疏导情绪，是帮助孕妇的关键。

（3）生活调节：保证充足的休息时间，起居有规律，适当加强体育锻炼，每天户外散步 40～60 分钟；避免剧烈及竞技性运动；注意及时增减衣物，避免着凉感冒。如在春末夏初时，每周可增加 2～3 次日光浴，每次约 15 分钟。

（4）情绪调理：保持良好情绪是自我调护的重点。学会自我情绪的调节，听听悦耳音乐，憧憬美好事物，找朋友聊聊天等方式转换不良情绪。

（5）具体指导

充足的睡眠：保证充足的睡眠使人身心健康。以睡到自然醒且醒后不觉得累为充足。

营养的饮食：不吃刺激性食物（包含茶、咖啡、酒）；保证食物种类充足，罕见的食物或者添加大量调味品的食物最好不要吃；当然更不能暴饮暴食。

规律作息时间：生活尽量规律。起床、睡觉、运动、上班、工作，最好做规则而有内容的安排。这样的生活容易使心情平静。

补充叶酸：孕早期叶酸的补充，是优生优育措施的一项。叶酸是 B 群维生素中的一员，为人体细胞生长和分裂所必需的物质之一，帮助胎儿神经管发育。

注意补充碘：女性一旦怀孕，很容易缺碘，调查显示，轻度缺碘的孕妇有 30%，5% 重度缺碘，而重度缺碘可能会导致流产。所以，补碘从怀孕前就要开始。多吃些海产品补碘（如海带），注意应用碘盐。

避免处于有害环境：如果孕妇长期处于有害物质的环境，受精卵的品质会受到影响，导致胎儿发育产生缺陷，甚至造成流产。尽量避开有害环境（图9-1），避免抽烟、喝酒。有些药物也会对胎儿产生影响，注意及时咨询医生。

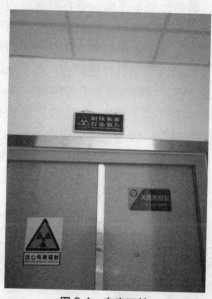

图9-1 有害环境

2. 孕中期的心理特点 孕中期，胎儿稳定。身体不适的感觉也相对减轻一些。一般孕妇的心情也会较孕早期更平稳。良好饮食和规律作息同样也是帮助孕中期准妈妈情绪调节的好方法。

（1）孕中期身体不适的调节：怀孕中期，这个时候胎儿已经稳定下来了，但是还会有一些不适的症状，因为肚子里怀着孩子，如果身体出现不适，一定不能私自用药，用药一定要在医生指导下进行。

怀孕中期身体容易出现的症状：

水肿：受激素水平变化影响，体内的钠浓度升高，长时间站立或坐着，增大的腹部压迫着下腔静脉，影响下肢血液循环，引发水肿。产检时监测血压及尿常规，当血压升高尿蛋白出现时要遵医嘱进行干预。

抽筋：体内钙磷比例不平衡，子宫对神经的压迫增加，下肢血液循环不良，有时因疲倦或肌肉和筋膜的过度牵扯，都是造成抽筋的原因。不过一般孕妇发生抽筋的时间绝大多数都是在睡觉时，发生抽筋时要尽量将腿伸直，用手从脚底部向小腿方向平推按摩及热敷，以减轻抽筋后的疼痛（图9-2）。

胃灼热：在怀孕初期会出现，那是因为紧张焦虑而引起的，怀孕后期出现的胃灼热，因为孕酮的影响使肠胃蠕动减缓，导致胃液逆流到食管，因而引起灼热的不适感（图9-3）。

失眠：孕期由于身体的变化，出现尿频、压迫症状及相关不适，会影响到孕妇休息，尽量减少茶、咖啡、可乐等饮品，睡前听听轻音乐、看看书。

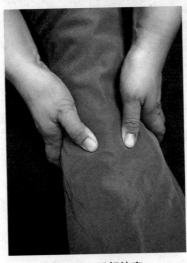

图9-2　腿部按摩

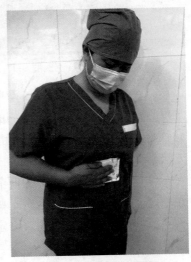

图9-3　胃部不适热敷

（2）具体指导

乳房清洁护理：进入孕中期，孕妇乳头的分泌物会增加。在清洁乳头时，不要硬拉，用柔软毛巾轻轻地擦拭即可。可以适当做一些乳房按摩，一天按摩一次，每次2～3分钟，在睡前或沐浴后做最好。但要注意不要过分刺激乳头，疲倦和腹痛的时候不要做乳房按摩。

衣着舒适：怀孕中期后，孕妇的肚子开始有明显隆起，行动不便，甚至还会腰酸背痛。最好穿弹性袜及低跟鞋，将重心往后调整，让自己舒适。

作息规律：保证充分的睡眠和休息，进行适度的活动，均衡地摄取营养，保持精神稳定。

适量运动：如果身体运动量不足，孕妇晚上容易失眠，肥胖的可能性也会增高，造成胎儿太大而增加难产的风险。孕妇可以做一些孕妇瑜伽、孕妇操、散步等舒缓的运动，要坚持做，避免激烈运动（图9-4）。

避免瞬间用力的动作或震动：孕妇要避免腹部突然用力的动作，以免腹部受刺激。

避免受寒：体温太低会刺激子宫收缩，提高早产风险。注意保暖，避免感冒。

3. 孕晚期的心理特点　在孕晚期，孕妇会重新感到压抑和焦虑的滋味。多是因为自己身体上有不便和不舒服的感觉。这些负面感觉会让孕妇逐渐担忧起分娩的安危和胎儿的健康了。这个时候，孕妇大都会不顾一切地将自己所有的精力都投到胎儿身上。当预产期临近时，孕妇会急切地盼望着胎儿的早日出生，这种焦急不安，反而会大大缓解了孕妇对分娩时的恐惧和担心。担心宝贝是否正常，能不能顺利生出等。在分娩前，保持良好的心理状态关系到能否顺利分娩，有效降低焦虑和恐惧情绪。

（1）胎动牵动心动：腹中胎儿的每一次胎动，都牵动着孕妈的心。但孕妈们知道么？胎动不仅仅是一种动作，更是一种信息传递，孕妈可以从中辨识出胎儿是否健康。

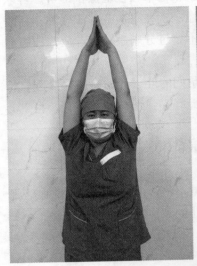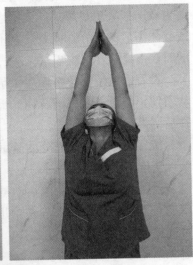

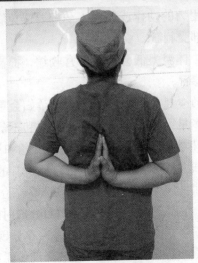

图 9-4　瑜伽动作

一般在怀孕18～20周，就可以明显地感受到胎动。随着怀孕天数的增加，到了20～24周，胎动将会越来越多。一般医生会建议孕妈从28周开始数胎动，作为判断胎儿是否安全的依据，因为此时胎儿的生活已经逐渐规律，形成了自己睡眠及觉醒的周期。

（2）产检的"过山车"情绪调节：很多准妈妈在怀孕后情绪波动会变得比以往大很多，有些准妈妈会爱哭，尤其是对于第一次怀孕当妈妈的准妈妈来说，更易如此。在准妈妈心情不佳、闹脾气或伤心哭泣的时候，需要准爸爸和家人给予足够的关心和耐心，陪伴与倾听尤为重要。

（3）分娩方式的未知：顺产，即阴道分娩也是一个自然的过程，创伤小，出血少，产后恢复快，在产房可以第一时间实现早接触、早吸吮、早开奶，产后并发症少，住院时间短。而剖宫产则与之相反，剖宫产的母体恢复时间较长，还易发生慢性腹痛症状，易留瘢痕（图9-5）。如果遇上再怀二胎或者产后流产的情况，就很容易造成危险。对宝宝来说，自然分娩的产

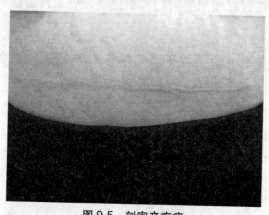

图9-5 剖宫产瘢痕

儿受产道挤压，利于新生儿呼吸建立，呼吸道感染的发生率降低。从临床经验来看，大多数孕妇更愿意选择顺产。但顺产是有条件的，特别是一些危机情况下，剖宫产可以确保母子生命安全。

4. 孕期心理调适

（1）放松心情：放松自己的心情。可以使用一些方式来进行自我调整，比如听舒适的音乐、看书、和他人倾诉、多出去散步等，都可以使自己的心情冷静放松下来。

（2）家人陪伴：孕妇有产检恐惧症，建议要有家人的陪伴和关心呵护，让孕妇时刻感觉到家庭的温暖，就可以有效地化解自己的产检恐惧症。此外，家人的陪伴可以给予孕妇很大的信心和支持。

（3）定期产检：怀孕期间要进行定期的产检，也不需要过分紧张，只要遵循医生的指示，按时去检查相关的项目。

（4）多了解一些怀孕知识：产检期间会有恐惧症是因为孕妇对于怀孕的一些知识并不了解，所以一旦身体出现什么孕期反应，就会担心是有什么事情将影响胎儿的发育。参加医院组织的孕校课程可增加孕妇的知识储备，更加自信面对孕期的变化。

教学单元 2　孕期关于乳房的变化与母乳喂养的准备

【教学目标】

了解孕期乳房的变化，给予相应指导。

【知识要求】

1. 乳房的形状、大小与哺乳　每个女性的乳头形状、大小和颜色都不一样。和乳房一样，没有两个人的乳头是完全相同的。有些女性的乳头比较大、颜色深；有些女性的乳头比较小，颜色浅红。不论外观属于哪种类型，只要不属于病态，都应坦然接受。

2. 哺乳的担忧 女人都想拥有一双挺拔的胸部,只是很多女性因为平时不注意呵护自己的胸部,导致胸部发育不良,最终出现了外扩和下垂的现象。预防措施如下。

(1) 挑选合适的内衣：内衣要选择弹性好、透气性也好的,而且要选择可以将女性的胸部托起在合适的位置才是最好的(图9-6)。因为这样的内衣可以让女性即使在忙碌的工作中,也能防止胸部不自觉的下垂。女性如果进入了哺乳期,也是要坚持穿戴内衣,否则产后容易出现乳房下垂。

(2) 调整姿势：日常护理也可以起到防止乳房下垂和外扩。比如坐的时候要挺胸抬头 (图9-7),走路的时候要挺直背部,在睡觉的时候要摘除内衣,以免压迫。最好采取仰卧或者侧卧的睡姿,尽量不要俯卧,俯卧会挤压胸部,导致胸部外扩。

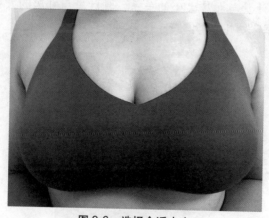

图9-6 选择合适内衣

(3) 胸部运动：日常即便工作紧张、压力大,也要抽出一些时间做胸部的伸展运动。时间不用特别长,一次5分钟就好,每天做3～5次即可,可以有效预防胸部下垂 (图9-8)。

151

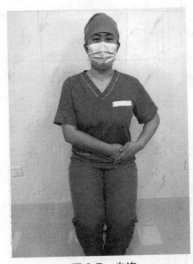

图 9-7 坐姿

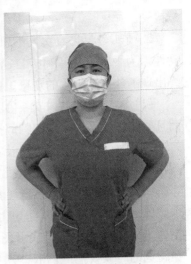

图 9-8 扩胸运动

3. 乳汁量与乳房大小的关系 乳汁量与乳房的大小没有关系,应根据婴幼儿是否健康成长来判断乳汁量是否充足(图 9-9)。

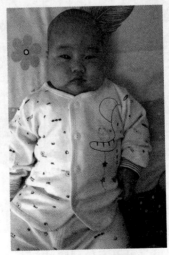

图 9-9 健康婴儿

第 2 节 产妇的心理特点

教学单元 1 产后抑郁的识别

【教学目标】

使产妇能够进行自我调节和心理暗示。

【知识要求】

1. 情绪的识别 产后抑郁症是指产后 1～2 周内（少数可在 1～3 个月内）突然发生抑郁症发作，情绪极端低下、生活无信心、对自己生育的儿女无乐趣和幸福感、感到累赘和内疚感。

2. 行为的识别 产后抑郁症早期症状包括莫名的紧张、疑虑、内疚、恐惧等，极少数严重的会有绝望、离家出走、伤害孩子或自杀的想法和行为。产后抑郁症患者的心情会在两极间变化，经常哭泣，容易发怒，有罪恶感。

3. 环境的干扰 产后产妇对外界干扰和环境变化具有特殊敏感性。应尽量排除干扰，以乐观心态应对。

教学单元 2 产后抑郁的应对

【教学目标】

了解产后抑郁的症状，恰当指导母乳喂养。

【知识要求】

1. 产后抑郁的症状 包括悲伤的情绪、对生活失去兴趣、与照顾婴儿无关的失眠、注意力不集中、食欲发生变化、焦虑、愤怒或敌意，甚至产生自杀的念头。

2. 危险因素与应对

（1）危险因素：炎症、睡眠障碍、压力、身体疼痛、心理创伤、有虐待或创伤史。

（2）应对措施

①母乳喂养可减轻压力并促进睡眠。但患产后抑郁症产妇可能会认为母乳喂养是导致她抑郁的根源，应及时疏导，纠正其这种错误观念。

②适时转介至有经验的心理医生。母乳指导师与心理医生要提前沟通关于母乳喂养的问题，以及综合分析用药期间的母乳喂养指导。

教学单元3　管理好情绪的技巧

【教学目标】

指导孕产妇管理好情绪。

【知识要求】

1. 储备孕产育儿知识　人之所以恐惧，是对事物本身的不确定、不了解。美国的心理学家托尔曼认为"人的异常行为是适应不良认知的产物"。也就是说，任何一个准妈妈或准爸爸，他们对事情所抱有的信念和看法将直接影响自己的情绪和行为。通过系统而完整的学习，他们会知道大多数女性生育及哺乳是非常顺利的。

2. 坚持运动保持好身体　心理学有一个细分领域叫做运动心理学，在这个分支的研究中发现人的运动行为与心理压力和我们日常情绪相关，适当的体育运动能缓解压力，改善情绪。美国妇产科学会也建议孕期和产后情绪总处于不佳状态的女性，可以通过适当和安全的运动来改善情绪问题，更是强调了体育锻炼对孕期女性和胎儿身心健康的重要性。运动可以使孕期妇女保持良好的心脏和肺功能，保持孕期及产后的良好精神状态，使产后尽快恢复到一个健康体重。当然，运动的好处还不止如此，准妈妈规律的运动可以促进胎儿大脑智力的发育。

孕期女性身体的特殊性，对运动安全要求很高，所以在此推荐几种。孕期产后可以选择的运动，根据个人情况酌情选择。一：散步，二：慢跑，三：爬楼梯，四：分娩球，五：自行车，六：游泳，七：孕期瑜伽。孕期女性日常生活及常见运动量（表9-1）。

表9-1 孕期女性日常生活及常见运动量

日常生活	MET	能量消耗 (kcal)	运动方式	MET	能量消耗 (kcal)
站立	1	70	散步（4km/h）	3	210
淋浴	3.5	245	快走（6.4km/h）	5	350
扫地	4.5	345	慢跑（7km/h）	6	420
拖地	7.7	539	打羽毛球	5.5	385
铺床	3.9	273	游泳（慢）	4.5	315
做饭	3	210	骑车（固定）	3.5	245
下楼	5.2	364	骑车（快速）	5.7	399
上楼	9	630	跳健身操	6	420

注：以70kg的孕妇计算每小时运动的消耗量。1MET相当于每千克每小时运动消耗量大致为1kcal。

3. 与专业孕产人员的交流 寻求专业人员的帮助，包括母乳指导师，心理咨询师，孕妇学校的老师，都是不错的选择。正确育儿观点，育儿知识的获取，可以减少焦虑。如果能随时得到专业人员的帮助，是减轻焦虑的好方法。

4. 与朋友、家人的倾诉 这点对孕期女性是非常的重要，很多处于孕期的女性都会有一个共同的强烈愿望，也就是家人能够一直陪着自己，希望家人能够一起去做检查，只要在一起的时候内心就能够感觉到幸福。对于产后的女性而言，更关注家人是否能与自己一起完成家务及照顾婴儿，而自己能有一些时间参加朋友聚会，和朋友适当倾诉。

5. 短暂的小假期　不管是孕期还是产后，不要把自己当成一个病人，不要因为各种各样的原因禁锢自己的脚步。如果没有特殊的情况，在身体恢复良好的情况下，可以做一个短暂的旅行给自己放个假。

6. 适当的哭泣　哭泣是简单有效发泄情绪的方式。英国的精神病学专家迈克尔·特林布尔对人类的这个显著特点进行了深入研究，发现人在流泪之后会获得情绪上的满足感。

第3节　婴幼儿心理发展特点

教学单元1　婴儿的心理特点

【教学目标】

充分了解婴儿心理特点。

【知识要求】

1. 0—3月龄第四"胎儿期"　对胎儿的研究发现，胎儿6周时视神经开始发育，将视网膜连接到"初级"的大脑上。然后，眼的晶状体和眼角膜形成，眼皮覆盖眼球。在6个月左右，胎儿就已经对光很敏感了，他能感觉到光的存在。随着出生的临近，胎儿就越来越经常地练习睁开眼睛，准备着进入一个光明的世界。

0—3月龄的婴儿，开启了全新世界。对新世界的不安全感、不适应感，使得这阶段的婴儿极度需要母亲的关心。哭是这个阶段婴儿唯一的表达方式，母亲的及时回应，温柔的抚摸和话语都是安抚0—3月龄婴儿的好方法。母乳喂养，提供了婴儿所有的安全感，既能够近距离地看到母亲，感受到母亲的温暖，又能够保证充足的营养。所以这个阶段的婴儿大多数都非常依恋母亲的怀抱（图9-10）。

2. 4月龄至1岁婴儿特点　随着活动范围的扩大，这个阶段的婴儿对什么都充满好奇，所有能够拿到的东西都要试图拿到。宝宝的体格发育减慢，但能力发育却加速了，而且精细运动能力飞速发展。心理也慢慢从依恋母亲的怀抱转为探索未知的世界（图 9-11）。

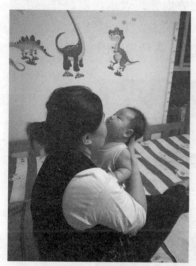

图 9-10　母亲的怀抱

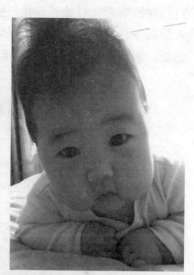

图 9-11　婴儿俯卧抬头

教学单元 2　幼儿的心理特点

【教学目标】

使母亲充分了解幼儿心理特点。

【知识要求】

1. 1—2 岁幼儿特点　最大的特点是很难与人相处：一些年轻的父母们，因为想急着去上班，孩子才两岁就把孩子送去了幼儿园或者托儿所。但这一时期的孩子，还并不会与其他小朋友相处。这些孩子通常在幼儿园或托儿所的表现是，抢其他孩子的玩具、食物，动手打人、咬人等。这都是因为孩子的年龄和不适应幼儿园或者托儿所导致。

2.2—3岁幼儿特点

(1) 有独立倾向,生活自理行为开始出现:幼儿在日常生活中开始表现出独立的倾向。他们尝试着自己洗手,用小匙进食,自己穿脱衣服、鞋袜等。在如厕方面懂得表示需要,并能在成人帮助下自行如厕。但由于受动作能力发展的制约,动作仍然迟缓、笨拙,生活自理行为还需要成人帮助 (图9-12)。

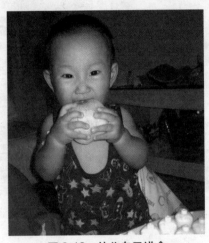

图9-12　幼儿自己进食

(2) 情绪不稳定,有强烈的情感依恋:幼儿情绪发展的明显特征是易感性和易变性,他们的情绪非常外露,极易受环境的影响。如一个孩子想妈妈哭了,便有一群孩子跟着哭。他们一吓就哭、一哄就笑,高兴与不高兴、愿意与不愿意都流露在脸上。

3岁幼儿对亲近的人有强烈情感依恋,当与亲人分离时,大多数都要经历或长或短的分离焦虑过程。他们用啼哭等方式表示分离的痛苦,这种因情感依恋而产生分离焦虑期。儿童对依恋对象存在和消失十分敏感。

（3）自我中心倾向明显，出现反抗现象：动作、语言和认知能力发展，扩大了社会交往范围，逐渐习惯与同龄伙伴及其成人交往，如在游乐场愿意到小朋友很多地方玩。但在交往中带有明显自我中心倾向，常常以自己需要作为唯一标准，如在与小朋友玩时常常会抢别人东西，不能满足时甚至会抓咬别人。这个年龄段出现了人生第一个反抗期。

（4）动作发展速度较快：幼儿已能完成坐、立、行、走、爬、钻等基本动作，并能扶着栏杆上下楼梯。手眼协调能力也有了较快发展，可以同时一手捧碗一手拿匙，还会进行穿珠等活动。此年龄的幼儿动作发展进入了一个快速发展关键期，但做事动作迟缓，身体控制力较差，缺乏自我保护意识和能力，需要成人帮助（图 9-13）。

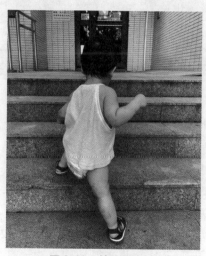

图 9-13　练习爬台阶

（5）思维存在与动作之中：3 岁幼儿各种心理活动带有明显直觉行动性，记忆及思维都是在直接与该事物接触或在活动中进行。离开了具体事物和具体活动便不能进行，他们往往先做后想、边做边想。如在捏泥之前往往说不出自己要捏什么，而常常在捏出某种形象之后才会说"苹果""大饼"等。

（6）尝试模仿、喜欢重复：这个阶段的幼儿爱模仿别人，他们看见别人玩什么，自己也玩什么。在家里模仿大人活动，在托儿所模仿小朋友、教师行为。模仿大多是一些具体、简单的外部动作（图9-14）。

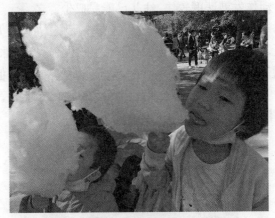

图9-14　模仿行为

3岁幼儿注意及记忆是不随意、短暂。喜欢重复是这个年龄段幼儿显著的特点。他们喜欢重复地摆弄物品，喜欢听教师重复讲一个故事，重复做某个动作，如反复地喂娃娃吃饭。在往返重复中逐渐认识物体属性、发展语言与动作，并由此逐渐认识事物简单关联、产生简单想象（图9-15）。

（7）词语发展迅速、听说能力基本形成：2—3岁是幼儿口语发展关键期，此时幼儿变得特别喜欢说话，词汇量迅速增加，已能用简单复合句来表达意愿，基本理解常用简单句型。2岁后期会用"我"来表达自己需求和愿望，开始把自己从客体中区分出来，言语发展促进了自我意识萌芽（图9-16）。

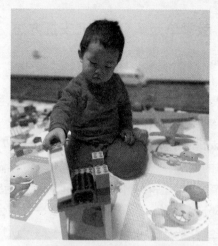

图 9-15　重复摆弄积木

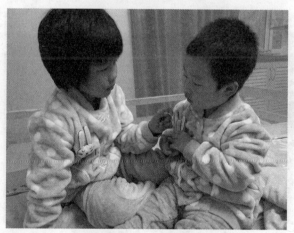

图 9-16　与大孩子交流

　　(8) 对鲜艳色彩、节奏感兴趣：3 岁幼儿处于新异性探索阶段，此时幼儿对新奇事物特别感兴趣。因此，色彩鲜艳、有声响、会动物品特别能引起他们注意和喜爱，能激起他们兴趣，使他们能主动去认识环境，投入活动。

教学单元 3 婴幼儿安抚方法

【教学目标】

了解婴幼儿安抚方法。

【知识要求】

经典的"5S"安抚法

（1）Swaddling（包裹）——襁褓法（图 9-17）：把宝宝的胳膊放在身体的两侧，然后紧紧包裹起来，这样做能够让宝宝感到舒服。把宝宝的手贴着身体用布包起来，包小宝宝要有技巧，可以把手的部分裹得紧一些，但脚要放松，否则会影响宝宝髋部的发育，宝宝在妈妈的子宫中是被包裹的，所以一旦胳膊被包裹起来，他们会更有安全感。

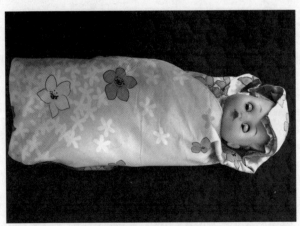

图 9-17 襁褓法

襁褓法是安抚宝宝的重要第一步，但单单依靠襁褓法，可能不足以让哭闹的宝宝停止。

（2）Side/Stomach Position（侧卧 / 俯卧）——侧卧法（图 9-18）：将包裹好的宝宝侧卧或俯卧，有些宝宝能够立刻安静下来。平躺向上是宝宝最好的睡姿，但是要安抚宝宝，侧卧和俯卧是最有效的，这对宝宝来说是一种非常管用的姿势。把宝宝的脸朝外抱住，身体呈侧卧着，这样宝宝可以回到在母亲身体里时熟悉的姿势，宝宝哭闹时许多父母希望把宝宝仰抱，但其实仰抱的姿势会让宝宝有一种往下掉的感觉，缺乏安全感，所以往往会哭得更厉害。

（3）Shushing/White Nosises（嘘声、白噪音）——嘘声法（图 9-19）：当被包裹的宝宝用了侧卧法时还在哭闹时，那就需要更多的方法。这时请继续第 3 步，在侧卧的宝宝耳边发出嘘声。

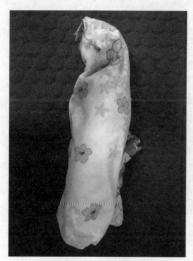
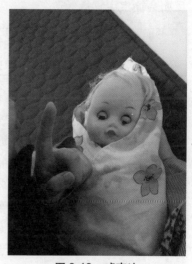

图 9-18　侧卧法　　　　图 9-19　嘘声法

　　在宝宝耳边发出嘘声，对于宝宝有很好地镇静作用。对于成人来说发大声的嘘声看上去好像很粗鲁，但在宝宝的语言里代表我爱你，不用担心，一切都很好。

　　宝宝在妈妈肚子里的 9 个月，无时无刻都倾听着妈妈的心跳声，肠胃的蠕动，血液的流动声，以及来自外界的说话声和各种各样的丰富的声音，医学研究证明，宝宝在子宫内听到的声音有 80 ~ 90 分贝，大约是家用吸尘器的音量大小。

（4）Swinging（摇晃）——摇晃法（图 9-20）：让宝宝的头在家长手里轻轻摇晃，熟练后就会找到安抚宝宝的点。

刺激包括适度的刺激和过度的刺激，这里轻微地摇晃属于适度刺激，可以让宝宝觉得非常舒适。5S 安抚宝宝的摇晃法是轻微幅度很小的摇晃，这个摇晃就仿佛宝宝在子宫里随着妈妈走路运动时感受到的一样。这样的摇晃不仅不会让宝宝受伤，反而会让宝宝觉得舒适。

提示：有种症状叫作"摇晃宝宝综合征"，当宝宝头被大力摇晃时，头颅里未发育成熟的脑髓会因摇晃而受伤。

（5）Sucking（吸吮）——吮吸法（图 9-21）：吮吸是宝宝与生俱来的、除了哭闹之外唯一的表达方式，所以当宝宝哭闹得厉害时，可以随时抱过来喂奶。

随着宝宝逐渐长大，无论摇晃法、嘘声法和吸吮法，以及奶嘴的使用可以逐渐减少，不需要担心宝宝对此产生依赖。有的宝宝用其中一个或几个方法就能有效，而有的则需要几个方法同时上阵。当然，如果宝宝还是哭闹不停那就应该是有别的需求，如饿了、尿湿了、冷了、热了等。当然父母如果过于焦虑，也是无法有效安抚宝宝的。所以父母记得自己要先放松心情。让宝宝更加快乐的成长。

万变不离其宗，在宝宝出生的前 3 个月，所有的安抚都是"模仿子宫的感觉"给宝宝舒适的怀抱。

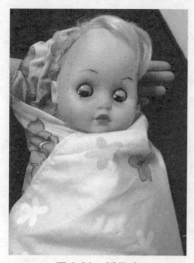
图 9-20 摇晃法

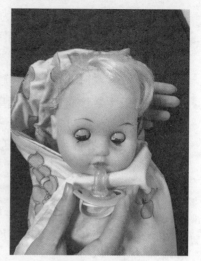
图 9-21 吮吸法

考核单元

1.判断题（总计80分，每题4分）

（1）孕早期准妈妈的身体会出现各种不适，每个人出现的状况也有所不同，如疲劳、嗜睡、恶心、尿频、疼痛等。（✓）

（2）孕期每天户外散步60～90分钟；避免剧烈及竞技性运动；注意及时增减衣物，避免着凉感冒。（×）

（3）孕期出现情绪不佳，可以找朋友倾诉，或者听听音乐。（✓）

（4）孕期心理变化较丰富，家人应包容与关爱。（✓）

（5）乳房大的女性乳汁就会多。（×）

（6）哺乳期可以不着内衣。（×）

（7）孕期选择舒适纯棉的内衣穿着。（✓）

（8）产后抑郁症是指产后2～4周内（少数可在1～3个月内）突然发生抑郁症发作。（×）

（9）产后抑郁一般表现为情绪极端低下、生活无信心、对自己生育的儿女无乐趣和幸福感、感到累赘和内疚感。（√）

（10）产后抑郁症早期症状包括莫名的紧张、疑虑、内疚、恐惧等，极少数严重的会有绝望、离家出走、伤害孩子或自杀的想法和行动。（√）

（11）产后抑郁的症状包括悲伤的情绪，对生活失去兴趣，失眠与照顾婴儿无关，注意力不集中，食欲发生变化，焦虑、愤怒或敌意，甚至产生死亡的念头。（√）

（12）适时转介有经验的心理医生，母乳指导师与心理医生要提前沟通关于母乳喂养的问题，以及综合分析用药期间的母乳喂养指导。（√）

（13）美国的心理学家托尔曼认为"人的异常行为是适应不良认知的产物"。（√）

（14）心理学有一个细分领域叫作运动心理学，在这个分支的研究中发现人的运动行为与心理压力和我们日常情绪相关，适当的体育运动能缓解压力，改善情绪。（√）

（15）产后抑郁产妇寻求专业人员的帮助,包括母乳指导师，心理咨询师，孕妇学校的老师，都是不错的选择。（√）

（16）哭泣是减轻压力简单、高效的方式。（√）

（17）0—3月龄的婴儿，对新世界的不安全感，不适应感，使得这阶段的婴儿极度需要母亲的关心。（√）

（18）4月龄至1岁婴儿体格发育减慢,但能力发育却加速了，而且精细运动能力飞速发展。（√）

（19）1—2岁幼儿特点是很难与人相处，这些孩子通常在幼儿园或托儿所的表现是,抢其他孩子的玩具、食物,动手打人、咬人等。（√）

（20）2—3岁幼儿特点仍没有独立倾向。（×）

2. 选择题（总计 20 分，每题 4 分）

(1) ＿＿＿＿＿方法可以缓解孕妇的不良情绪。(C)

A. 和她一起发脾气　　　　　　B. 指责她

C. 倾听与陪伴　　　　　　　　D. 纠正她的态度

(2) 孕期乳房保健措施是＿＿＿＿。(ABCD)

A. 扩胸运动　　　　　　　　　B. 挺拔坐姿

C. 舒适内衣　　　　　　　　　D. 正确的睡姿

(3) 产后抑郁的危险因素有＿＿＿＿。(ABCDEF)。

A. 炎症　　　　　　　　　　　B. 睡眠障碍

C. 压力　　　　　　　　　　　D. 身体疼痛

E. 心理创伤　　　　　　　　　F. 有虐待或创伤史

(4) 管理情绪的方法有＿＿＿＿。(ABCDEF)

A. 储备孕产育儿知识　　　　　B. 坚持运动保持好身体

C. 与专业孕产人员的交流　　　D. 与朋友家人的倾诉

E. 短暂的小假期

F. 适当的哭泣

(5) 2—3 岁幼儿特点包括＿＿＿＿。(ABCDEF)

A. 独立　　　　　　　　　　　B. 情绪不稳定

C. 自我为中心　　　　　　　　D. 喜欢重复

E. 对节奏感兴趣　　　　　　　F. 动作发展迅速

第10章

婴幼儿辅食制作

第1节 婴幼儿辅食添加原则

教学单元1 辅食添加的时机

【教学目标】

掌握婴幼儿辅食添加的时机。

【知识要求】

1. 辅食定义 除母乳和（或）配方奶以外的其他各种性状的食物，包括各种天然的固体、液体食物，以及商品化食物。

2. 辅食添加时机的个性化选择

（1）时间：婴儿正常发育情况下6月龄开始添加；少数婴儿因特殊原因需要提前添加辅食者不能早于满4月龄。

（2）观察"挺舌反射"消失后开始添加。

（3）生长发育水平达到：可以抬头、可以靠坐。

举例：家人在婴儿旁边吃饭时，婴儿会来抓勺子，抢筷子，或将手或玩具往嘴里塞，说明婴儿对吃饭有兴趣。

如果将食物放进婴儿嘴里时，婴儿会尝试着舔进嘴里并咽下，显得很高兴、很好吃的样子，也说明婴儿对吃东西有兴趣，这时就可以试着给婴儿喂食了。

如果婴儿将食物吐出，把头转开或推开父母的手，说明婴儿还不想吃。父母不要勉强，隔几天可以再试。

"挺舌反射"是指婴儿在 4 个月，长一些的 7 个月以内，舌头会将进入嘴里的固体食物推出，以防止外来异物进入喉部导致窒息。

教学单元 2　辅食添加的原则

【教学目标】

掌握婴幼儿辅食添加的原则。

【知识要求】

1. 从富铁泥糊状食物开始，逐步添加达到食物多样性。

(1) 每次只添加一种新食物，由少到多、由稀到稠、由细到粗，循序渐进。

(2) 首先添加强化铁的婴儿米粉、肉泥等富铁的泥糊状食物。

(3) 每引入一种新的食物应适应 2～3 天，密切观察是否有过敏或不耐受。

(4) 辅食应适量添加植物油。

(5) 辅食添加具体情况（表 10-1）

2. 提倡顺应喂养，鼓励但不强迫进食。

(1) 耐心喂养，鼓励进食，但决不强迫进食。

表 10-1　7—24 月龄婴幼儿的辅食

年龄	每日需奶量	质地	种类	频次
7—9月龄	600ml 以上	从 7 月的泥糊状逐渐过渡到 9 月的带有小颗粒的厚粥、烂面、肉末、碎菜等	从富铁米粉，逐渐达到每天 1 个蛋黄和 50g 肉类，如果蛋黄过敏，可用 30g 肉类替代	第 1 次只需尝试 1 小勺，第 1 天可以尝试 1～2 次。逐渐增加到每天 2～3 次

续表

年龄	每日需奶量	质地	种类	频次
10—12月龄	600ml 以上	10月龄尝试香蕉、土豆等质感手抓食物到12月龄黄瓜条、苹果片等较硬的块状食物	每天1个鸡蛋、50g肉类、一定量的谷物类、适量蔬菜水果	每天2～3次，喂养时间与家人进餐时间同时或相近，逐渐达到和家人同时进餐
13—24月龄	500ml 以上	12月龄用小勺大多数食物散落到24月龄熟练的用小勺自喂，少有散落	每天1个鸡蛋、50～75g肉类、50～100g谷物类、适量蔬菜水果。少量鲜牛奶、酸奶、奶酪等	学习自主进食，和家人一起进餐尝试家常食物

（2）鼓励并协助婴幼儿自己进食，培养进餐兴趣。

（3）进餐时不看电视、玩玩具，每次进餐时间不超过20分钟。

（4）进餐时喂养者与婴幼儿应有充分交流，不以食物作为奖励或惩罚。

（5）父母应保持自身良好的进食习惯，成为婴儿的榜样。

什么是顺应喂养？

顺应喂养是在顺应养育模式框架下发展起来的婴幼儿喂养模式。顺应喂养要求：

父母应负责准备安全、有营养的食物，并根据婴幼儿需要及时提供；父母应负责创造良好的进食环境；而具体吃什么、吃多少，则应由婴幼儿自主决定。在婴幼儿喂养过程中，父母应及时感知婴幼儿发出的饥饿或饱足的信号，充分尊重婴幼儿的意愿，耐心鼓励，但决不能强迫喂养。

---

3. 辅食不加调味品，尽量减少糖和盐的摄入。

(1) 婴幼儿辅食应单独制作。

(2) 保持食物原味，不需要额外加糖、盐及各种调味品。

(3) 1 岁以后逐渐尝试淡口味的家庭膳食。

> 天然食物中的钠能满足婴幼儿的需求吗？
>
> 母乳钠含量可以满足 6 月龄内婴儿的需要，配方奶的钠含量高于母乳。7—12 月龄婴儿可以从天然食物中获得钠，比如 1 个鸡蛋含钠 71mg，100g 新鲜猪瘦肉含钠 65mg，100g 新鲜海虾含钠 119mg，加上母乳获得，可以达到 7—12 月龄婴儿钠的适宜摄入量（AI）350mg/d。

> 辅食不加盐，如何保证婴幼儿碘的摄入？
>
> 当母亲碘摄入充足时，母乳碘含量可达到 100 ～ 150μg/L，能满足 0—12 月龄婴儿的需要。0—6 月龄婴儿碘的适宜摄入量（AI）为 85μg /d，7—12 月龄婴儿碘的适宜摄入量（AI）为 115μg /d。

4. 注重食品安全

(1) 选择安全、优质、新鲜食材。

(2) 制作过程始终保持清洁卫生，生熟分开。

(3) 不吃剩饭，妥善保存和处理剩余食物。

(4) 饭前洗手，进食时应有成人看护，并注意进食环境安全。

> 容易导致进食意外的食物是什么？
>
> 鱼刺卡喉最常见，大块食物哽噎也可发生，花生米、腰果等坚果容易呛入气管，禁止食用，果冻等胶状食物可能不慎吸入气管，也禁止食用。

教学单元 3 辅食与母乳喂养

【教学目标】

正确认识辅食与母乳喂养的关系。

【知识要求】

1. 7—24 月龄婴幼儿的母乳喂养与辅食关系（表 10-2）

表 10-2 7—24 月龄婴幼儿的母乳喂养与辅食关系

年龄	母乳量最低值（ml）	每日母乳喂养次数	每日辅食喂养次数
7—9 月龄	600	4～6 次，不少于 4 次，逐渐停止夜间喂养	2 次
10—12 月龄	600	每天 3～4 次，停止夜间喂养	2～3 次
13—24 月龄	500	不超过 4 次	与家人共进三餐，并在餐间加餐

2. 7—24 月龄婴幼儿选择乳制品

（1）普通鲜奶、酸奶、奶酪不宜喂给 7—12 月龄婴儿；对于 13—24 月龄幼儿，可作为食物多样化的一部分进行尝试，但建议少量食用，不能以此完全替代母乳和（或）配方奶。

（2）普通豆奶粉、蛋白粉不建议作为婴幼儿食品。

（3）无乳糖大豆基配方奶可作为婴幼儿慢性迁延性腹泻时的治疗饮食，但应在医师指导下应用。

3. 推荐婴幼儿一天的膳食安排（表10-3）

表 10-3　7—24 月龄婴幼儿一天的膳食安排

进食时间	7—9 月龄	10—12 月龄	13—24 月龄
早上 7 点	母乳和（或）配方奶	母乳和（或）配方奶，加婴儿米粉或其他辅食，以喂奶为主，需要时再加辅食	母乳和（或）配方奶，加婴儿米粉或其他辅食，尝试家庭早餐
早上 10 点	母乳和（或）配方奶	母乳和（或）配方奶	母乳和（或）配方奶，加水果或其他点心
中午 12 点	各种泥糊状辅食，如婴儿米粉、稠厚的肉末粥、菜泥、果泥、蛋黄等	各种厚糊状或小颗粒状辅食，可以尝试软饭、肉末、碎菜等	各种辅食，鼓励幼儿尝试成人的饭菜，鼓励幼儿自己进食
下午 3 点	母乳和（或）配方奶	母乳和（或）配方奶，加水果泥或其他辅食，以喂奶为主，需要时再加辅食	母乳和（或）配方奶，加水果或其他点心
下午 6 点	各种泥糊状辅食	各种厚糊状或小颗粒状辅食	各种辅食，鼓励幼儿尝试成人的饭菜，鼓励幼儿自己进食
晚上 9 点	母乳和（或）配方奶	母乳和（或）配方奶	母乳和（或）配方奶
夜间	母乳和（或）配方奶		

第2节 辅食制作示例

教学单元1 7月龄辅食制作

【教学目标】

掌握7月龄辅食特点及制作方法。

【知识要求】

1. 7月龄辅食特点

(1) 婴儿满6月龄后,可将强化铁的婴儿米粉作为首次添加的辅食。

(2) 添加米粉1～2周后,如果婴儿没有出现异常表现,可继续添加菜泥和果泥。

(3) 菜泥可以和米粉混合喂养,果泥可以单独喂养。

(4) 7月龄辅食分类推荐如表10-4所示。

表10-4 7月龄辅食分类推荐

分类	辅食及处理
主食类	原味婴儿米粉、强化铁婴儿米粉、打成稀糊状的粥等
蔬菜类	绿叶蔬菜和根茎类蔬菜,建议先添加绿叶蔬菜,包括菠菜、油菜、油麦菜、空心菜等。后添加根茎类蔬菜,如土豆、胡萝卜、红薯、芋头等
肉类	当添加三四种蔬菜后,可试着添加一种肉泥,比如将猪里脊煮熟后打成肉泥状混合米粉喂养,首次添加要少量

2. 7月龄辅食制作示例——原味米粉

材料准备:原味米粉,温开水70℃即可。

操作步骤

(1) 将温开水倒入米粉中,让水完全没过米粉,充分浸泡(图10-1)。

(2) 用勺子把米粉均匀调成糊状(图10-2)。

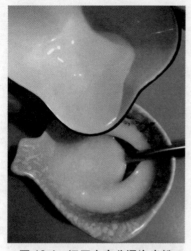

图 10-1　温开水充分浸泡米粉

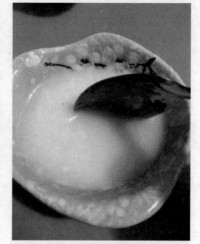

图 10-2　把米粉搅拌成糊状

3. 7.5 月龄辅食制作示例——菠菜米粉

材料准备：婴儿米粉，新鲜菠菜少许（图 10-3）。

操作步骤

（1）先将菠菜去根茎，用流动的水清洗干净，取出菜心煮熟。

（2）用料理机或研磨器将菠菜心打成泥糊状备用（图 10-4）。

（3）用 70℃ 左右温开水冲调米粉，将调好的米粉和菠菜糊调在一起即可（图 10-5）。

4. 7.5 月龄辅食制作示例——苹果南瓜泥

材料准备：去皮南瓜一块，苹果一个（图 10-6）。

操作步骤

（1）将苹果去皮和南瓜切成薄片待用（图 10-7）。

（2）上锅蒸 15 分钟即可（图 10-8）。

（3）将蒸好的苹果和南瓜，放入搅拌机中打成糊状（图 10-9）。

（4）将打成的糊倒入辅食碗中即可食用泥（图 10-10）。

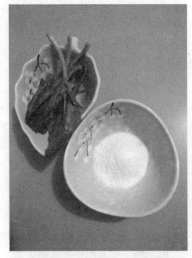

图 10-3　煮熟的菠菜＋原味米粉

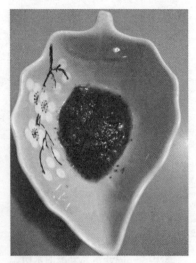

图 10-4　泥糊状菠菜

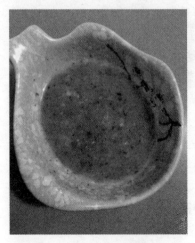

图 10-5　将米粉糊与菠菜糊搅拌均匀

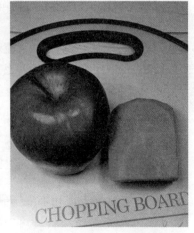

图 10-6　苹果＋去皮南瓜

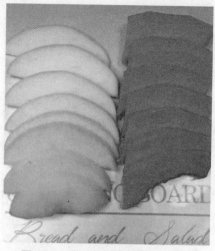

图 10-7　苹果去皮和南瓜切成薄片

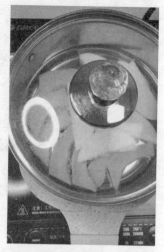

图 10-8　将食材放入蒸锅

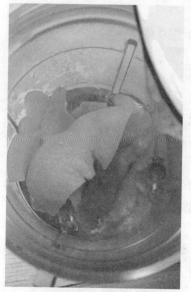

图 10-9　搅拌食材

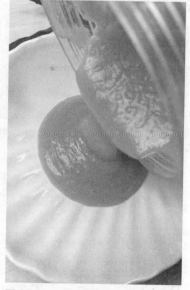

图 10-10　将打成的果泥倒入辅食碗

制作米粉要注意什么？

1. 米粉和水的比例没有确切的数据，完全是根据婴儿的月份与适应能力的。宝宝刚开始接触米粉时，可以冲调得稀一点，慢慢地可以冲调得稠一些。

2. 冲调米粉的水温太高，米粉中的营养容易流失；水温太低，米粉不溶解，混杂在一起会结块，婴儿吃了会消化不良。比较合适的水温是70℃，一般家庭使用的饮水机里的热水，泡米粉应该是没有问题的。

3. 不必把冲调的米粉再烧煮，否则米粉里面的水溶性营养物质容易被破坏。

教学单元2 8—9月龄辅食制作

【教学目标】

掌握8—9月龄辅食特点及制作方法。

【知识要求】

1. 8—9月龄辅食特点

（1）经过添加米粉、菜泥、果泥、肉泥后，婴儿没有出现过敏反应及不适，可开始添加蛋黄。

（2）辅食性状由泥糊状向带有小颗粒的厚粥、烂面、肉末、碎菜过渡。

（3）如果婴儿辅食以植物类食物为主，需要额外添加5～10g油脂，推荐以富含α-亚麻酸的植物油为首选，如亚麻籽油、核桃油等。

2. 8月龄辅食制作示例——番茄土豆鸡末粥

材料准备：鸡肉少许，土豆丁，番茄丁少许，米粥（图10-11）。

操作步骤

（1）将鸡肉末放入锅中水焯熟，土豆丁、番茄丁放入锅中炒熟。

（2）将所有熟料放入米粥中即可（图 10-12）。

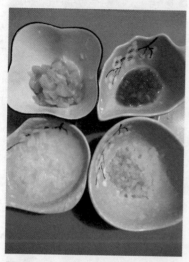 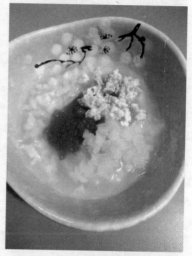

图 10-11　鸡肉＋土豆丁＋番茄丁
＋米粥

图 10-12　将所有熟料放入米粥

3.9 月龄辅食制作示例——虾仁菜汤鸡蛋面

材料准备：鸡蛋面，虾，白菜叶。

操作步骤

（1）先将白菜叶清洗干净，虾仁剥皮去虾线，再将白菜叶和虾仁切成碎末（图 10-13）。

（2）锅内放水点火等水烧开，先将鸡蛋挂面放入锅中微微煮一分钟，待面条软后，再依次将白菜下入锅中，鸡蛋面和菜叶煮八分熟（图 10-14）。

（3）当面条和菜叶煮至软烂，再将虾仁末倒入锅中，虾仁颜色变至微红，说明已经煮熟（图 10-15）。

（4）将锅中浮沫用汤勺撇除，再将虾仁菜叶面倒入碗中即可食用。

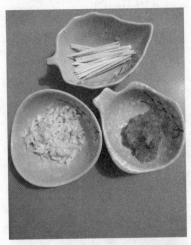

图 10-13　鸡蛋面 + 切碎的白菜叶 + 虾仁碎

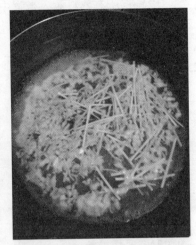

图 10-14　将鸡蛋挂面和白菜放入锅中

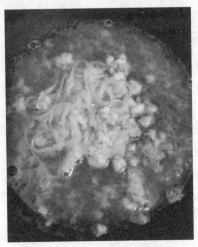

图 10-15　虾仁颜色变微红色

教学单元 3　10—12 月龄辅食制作

【教学目标】

掌握 10—12 月龄辅食特点及制作方法。

【知识要求】

1. 10—12 月龄辅食特点

（1）在继续扩大婴儿食物种类的同时，关注食物的稠厚度和粗糙度。

（2）婴儿尝试颗粒状食物，可促使婴儿多咀嚼，有利于牙齿萌出。

（3）培养婴儿对不同食物口味和质地的体会，避免偏食和挑食。

（4）开始培养婴儿用手抓捏食物，鼓励婴儿自喂。

您了解婴幼儿长牙的时间和顺序吗？

6—8 个月：下齿槽长出两颗中间的门牙，跟着上齿槽又长出两颗门牙。

8—12 个月：上齿槽长出外面两颗门牙，然后下齿槽的两颗外侧门牙冒出牙龈。

12—16 个月：先后在上下齿槽出现第一乳磨牙。

16—20 个月：先后在上下齿槽长出犬牙。

20—30 个月：长出下齿槽的两颗第二乳磨牙，上齿槽的两颗第二乳磨牙，至此 20 颗乳牙长齐了。

宝宝从 6 个月开始出牙，到 2 岁半左右乳牙基本出齐，长齐 20 颗乳牙。

---

2. 10 月龄辅食制作示例——金鱼小馄饨

材料准备：胡萝卜、虾、里脊肉，盐少许，食用油少许。

操作步骤

（1）将各种食材调好肉馅儿备用（图 10-16）。

（2）将馄饨皮儿切成三角状，按图中顺序包裹成小金鱼状（图 10-17）。

（3）包好的金鱼小馄饨备用（图 10-18）。

（4）水开下入金鱼小馄饨，煮 5 ～ 10 分钟。

（5）将煮好的小馄饨装入碗中即可食用。

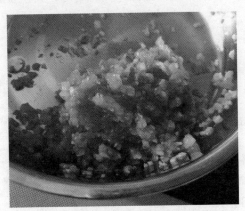

图 10-16　将食材混合后调成肉馅

3.11 月龄辅食制作示例——土豆黄金球

材料准备：土豆、紫薯各一个（图 10-19）。

操作步骤

（1）将土豆和紫薯切成小块，上锅蒸熟（图 10-20）。

（2）将土豆泥包裹紫薯泥（图 10-21）。

（3）将土豆球涂抹蛋黄液，撒上黑芝麻，放入烤箱上下管各 150℃，烤制表皮发黄即可（图 10-22）。

（4）烤制完成即可装盘食用（图 10-23）。

4.12 月龄辅食制作示例——草莓山药球

材料准备：草莓两颗，去皮山药两段，椰蓉少许（图 10-24）。

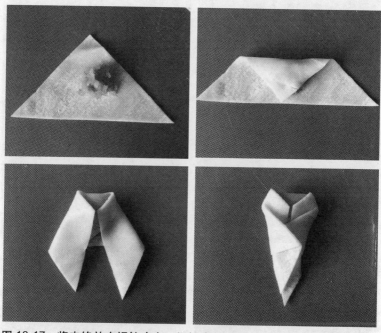

图 10-17　将肉馅放在馄饨皮上；馄饨皮包裹肉馅；分别折其余两个角；再次交叉折叠馄饨皮

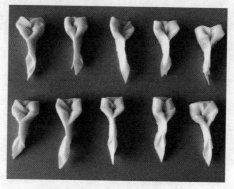

图 10-18　包好的金鱼小馄饨

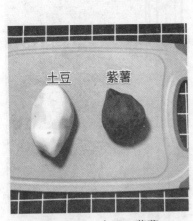

图 10-19　土豆 + 紫薯

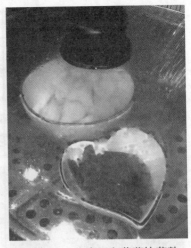

图 10-20　将土豆和紫薯块蒸熟

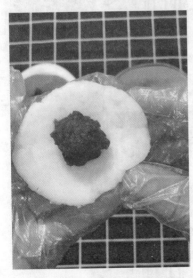

图 10-21　土豆泥包裹紫薯泥

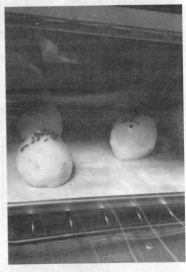

图 10-22　将食材放入烤箱加热

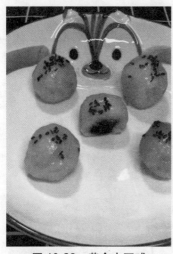

图 10-23　黄金土豆球

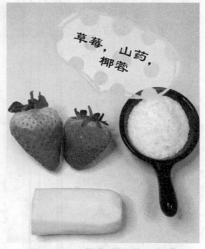

草莓，山药，椰蓉

图 10-24　草莓＋山药＋椰蓉

操作步骤

（1）将去皮山药上锅蒸压成泥状待用（图 10-25）。

（2）将山药团成球，压成饼，包入草莓（图 10-26）。

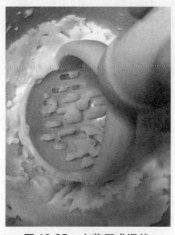

图 10-25　山药压成泥状

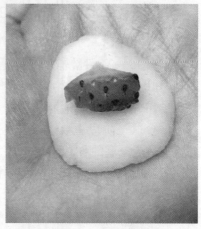

图 10-26　山药团包裹草莓

（3）将包好的山药球放入椰蓉中滚动（图10-27）。

（4）将山药球均匀蘸上椰蓉，放入碗中即可食用（图10-28）。

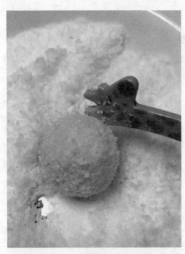

图10-27　山药球在椰蓉中滚动

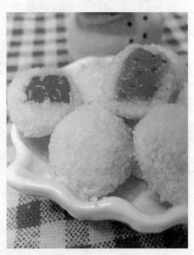

图10-28　草莓山药球

教学单元4　13—24月龄辅食制作

【教学目标】

掌握13—24月龄辅食特点及制作方法。

【知识要求】

1. 13—24月龄辅食特点

（1）这一阶段主要学习自主进食，让幼儿学会自己吃饭，并逐渐适应家庭的日常饮食。

（2）引导幼儿与家人一起进餐，逐步形成和家人一起进食家庭食物的习惯。

（3）不要因害怕食物散落而喂食，鼓励幼儿使用餐具自主进食。

（4）除了保证添加充足辅食，还要保证幼儿每日有不少于500ml 奶量摄入。

2. 13—24 月龄辅食制作示例——海苔蔬菜饭团

材料准备：香菇、胡萝卜、西蓝花（图 10-29）。

操作步骤

（1）锅内放少许油，将胡萝卜、香菇、西蓝花颗粒翻炒熟（图 10-30）。

（2）把米饭放入翻炒（图 10-31）。

（3）炒至均匀放入少量海苔碎（图 10-32）。

（4）盛出做成均匀小球即可（图 10-33）。

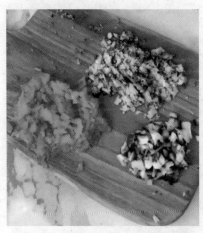 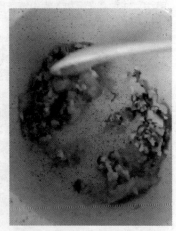

图 10-29　香菇＋胡萝卜＋西蓝花碎末　　图 10-30　胡萝卜、香菇、西蓝花颗粒翻炒熟

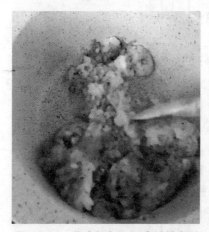 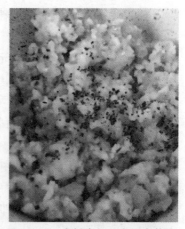

图 10-31　将米饭加入锅中继续翻炒　图 10-32　食材中加入少量海苔碎

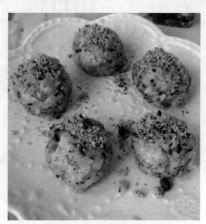

图 10-33　海苔蔬菜饭团

第 3 节　婴幼儿常见辅食制作

1. 冬瓜鱼肉粥

准备材料：鳕鱼一小块儿，冬瓜少许，大米少许。

操作步骤

（1）锅内放入清水烧开，将冬瓜过水焯熟。

（2）鱼肉过水焯熟，大米做成米粥备用。

（3）将大米中加入冬瓜丝和鱼肉泥即可。

2. 紫薯蛋卷

材料准备：紫薯，鸡蛋，面粉，糖，水。

操作步骤

（1）面粉和鸡蛋调成稀糊状。

（2）紫薯蒸熟压泥，可放入少许糖。

（3）将鸡蛋面糊摊成饼卷入紫薯泥。

3. 土豆番茄牛腩汤

材料准备：牛腩，土豆，胡萝卜，番茄，葱姜少许。

操作步骤

（1）将焯好的牛肉、土豆、胡萝卜块放入高压锅压 10 分钟。

（2）热锅凉油放入番茄炒至出汁，压好的牛肉和土豆放入其中。

（3）大火烧开，小火入味至汤汁适量。

（4）撒少量葱花出锅即可。

4. 南瓜花样糕

材料准备：豆沙，南瓜泥，面粉少许，糯米粉少许。

操作步骤

（1）南瓜泥，面粉少许，糯米粉少许和成面团。

（2）用醒发好的南瓜面团包裹豆沙。

（3）模具刷油，将南瓜面团儿放入压出图案。

（4）将压好的南瓜糕上锅蒸 15 分钟，装盘即可食用。

5. 黄瓜酿虾仁

材料准备：虾仁 4 只，黄瓜一根，胡萝卜一段，食用盐、油少许。

操作步骤

（1）将黄瓜去皮，切段儿，挖出内瓤。

（2）将虾仁，胡萝卜，盐，油调成肉馅。

（3）将调好的肉馅儿放入黄瓜内。

（4）开水上锅蒸 10 分钟即可食用。

6. 黑芝麻山药馒头

材料准备：黑芝麻粉，山药泥，面粉，少量酵母。

操作步骤

（1）将以上材料加水后混合，和成面团备用。

（2）将面团醒发 30 分钟，擀成长条状，用刀切成小块儿。

（3）将小块面团上锅蒸 20 分钟。

（4）美味的芝麻山药馒头就做好啦。

7. 双色发糕

材料准备：紫薯泥，南瓜泥，面粉，酵母少许。

操作步骤

（1）将南瓜泥和紫薯泥加入面粉、酵母，和成紫薯面团、南瓜面团。

（2）将面团分块擀饼，依次摞好醒发。

（3）待面饼醒发两倍大，即可上锅蒸 20 分钟。

8. 香蕉松饼

材料准备：香蕉，面粉，鸡蛋，牛奶，微量食盐。

操作步骤

（1）香蕉压泥。

（2）将面粉、鸡蛋、牛奶调成糊状。

（3）锅内放入油，倒入少许面糊，摊成小饼。

（4）煎至两面金黄即可。

（5）拿出切小块即可食用。

9. 椰蓉奶球

材料准备：牛奶，全脂奶粉，玉米淀粉，椰蓉，糖少许。

操作步骤

（1）锅中放入牛奶，依次加入全脂奶粉、玉米淀粉、糖。

（2）将上面食材小火均匀搅拌至黏稠状。

（3）将保鲜盒底部撒上椰蓉，并将黏稠状的奶液倒入保鲜盒内均匀平铺，顶层再撒上一层椰蓉。放入冰箱冷藏 3 小时。

（4）将冷藏好的奶块均匀切成小块儿，将其他部分也裹上椰蓉，装盘即可食用。

10. 火龙果磨牙棒

材料准备：火龙果半个，蛋黄一个，低筋面少许。

操作步骤

（1）将面粉，鸡蛋，火龙果液，做成面团。

（2）将面团醒发 30 分钟，擀成薄饼切成条。

（3）将条状面筋扭成麻花状，上下烤箱各 160℃，预热 10 分钟，将面筋放入烤箱 15 分钟，晾干装盒即可食用。

考核单元

1. 判断题（总计 20 分，每题 2 分）

（1）婴儿满 6 月龄时是添加辅食的最佳时机。（√）

（2）辅食添加从富含钙的泥糊状食物开始。（×）

（3）辅食不加调味品，尽量减少糖和盐的摄入。（√）

（4）辅食制作过程始终保持清洁卫生，生熟分开。（√）

（5）普通鲜奶、酸奶、奶酪可以喂给 7—12 月龄婴儿。（×）

（6）冲调米粉的水温太高，米粉中的营养容易流失。（√）

（7）普通豆奶粉、蛋白粉不建议作为婴幼儿食品。（√）

（8）苹果富含锌元素，可以提高人体免疫力。（√）

（9）南瓜中的南瓜多糖可对免疫系统发挥调节作用。（√）

（10）紫薯蛋卷可以给六月龄婴儿食用。（×）

2. 选择题（总计 40 分，每题 4 分）

（1）辅食包括 ____。（D）

A. 天然的固体食物   B. 天然的液体食物

C. 商品化食物   D. 以上都是

（2）添加辅食的最佳时机是 ____。（C）

A. 满 4 月龄   B. 满 5 月龄

C. 满 6 月龄   D. 满 7 月龄

（3）辅食添加每次只添加一种新食物，____ 循序渐进。（D）

A. 由少到多   B. 由稀到稠

C. 由细到粗   D. 以上都是

（4）每引入一种新的食物应适应 ____，密切观察是否有过敏或不耐受。（A）

A. 2～3 天   B. 3～4 天

C. 4～5 天   D. 5～6 天

（5）____ 起学习自主进食，和家人一起进餐尝试家常食物。（C）

A. 7—9 月龄   B. 10—12 月龄

C. 13—24 月龄   D. 24—36 月龄

（6）顺应喂养要求是 ____。（D）

A. 父母应负责准备安全、有营养的食物，并根据婴幼儿需要及时提供

B. 父母应负责创造良好的进食环境；而具体吃什么、吃多少，则应由婴幼儿自主决定

C. 在婴幼儿喂养过程中，父母应及时感知婴幼儿发出的饥饿或饱足的信号，充分尊重婴幼儿的意愿，耐心鼓励，但决不能强迫喂养

D. 以上都是

（7）容易导致进食意外的食物是 ____。（D）

A. 鱼刺   B. 花生米、腰果等坚果

C. 果冻等胶状食物   D. 以上都是

（8）13—24 月龄每日母乳喂养次数不超过 ____ 次。（B）

A. 2　　　　　B. 4　　　　　C. 6　　　　　D. 8

（9）米粉适合 ＿＿＿＿ 婴儿食用。(C)

A. 3 个月以上　　　　　B. 4 个月以上

C. 6 个月以上　　　　　D. 奶不够的情况下

（10）苹果南瓜泥糊的功效包括 ＿＿＿＿。(D)

A. 增强免疫力　　　　　B. 促进骨骼发育

C. 促进大脑发育　　　　D. 以上都是

3. 技能实操题（总计 40 分，考核分数 ×0.4）

（1）苹果南瓜泥的制作

考生姓名		身份证号码			
准考证号		总计得分	考评员	复核人	考评日期
本题得分					

考核时间：20 分钟；成绩满分为 100 分，60 分及以上为合格。

考评目标

①检验学员对于制作苹果南瓜泥知识的掌握程度。

②检验学员对制作苹果南瓜泥方法与熟练程度。

准备要求

①考场准备（每人一份）：设备与设施准备。

序号	名称	规格与要求	单位	数量	考位设置	备注
1	苹果		个	1		1. 考场使用面积 50 平米左右，设置考位 5 个，以满足 5 个考生同时进行操作技能考试的需要
2	南瓜		块	1	5	
3	蒸锅		个	1		2. 考场应干净整齐。通风、照明设施良好，上下水畅通、220V 电源

② 考生准备：衣帽穿戴整齐，用七步洗手法洗手。

考核内容

①本题分值：100 分。

②考核时间：20 分钟。

③考核形式：实际操作。

④具体考核要求：考生根据操作流程完成苹果南瓜泥制作，为了节省时间，考生可以提前备好材料。对于不便于实操的，考生可以模拟操作并配合口述。

⑤否定项说明：若考生发生下列情况之一，则应及时终止其考试，考生该试题成绩计为零分。

A.因各种原因造成成品菜不能食用。

B.烹饪过程卫生不达标准。

配分及评分标准：

序号	考核内容	考核要点	配分	评分标准	扣分	得分
1	工作准备	(1) 环境准备符合要求：烹饪环境安全、卫生、光线充足 (2) 物品准备齐全：苹果、南瓜、蒸锅	30	烹饪环境安全不符合要求扣 10 分，卫生不符合要求扣 10 分，光线不符合要求扣 4 分 _(24)_		
				备物少一件扣 2 分，扣完为止 _(6)_		

194

续表

序号	考核内容	考核要点	配分		评分标准	扣分	得分
2	操作程序	(1) 接触物品前用七步洗手法洗手 (2) 将苹果去皮和南瓜切成薄片待用 (3) 将食材上锅蒸15分钟 (4) 将蒸好的苹果和南瓜，放入搅拌机中打成糊状，或放入小碗搅拌成糊状 (5) 将打成的果泥倒入辅食碗中即可食用	60	10	(1) 未洗手扣 10 分，洗手不规范扣 5 分		
				10	(2) 烹饪过程条理不清晰，操作不流畅扣 10 分		
				10	(3) 烹饪技巧不熟练扣 10 分		
				10	(4) 成品菜色、香、味不全扣 10 分		
				10	(5) 未合理把控协调整体时间扣 10 分		
				10	(6) 操作台面凌乱扣 10 分		
3	操作后	(1) 整理用物 (2) 洗干净双手	10	5	(1) 未整理用物扣 5 分		
				5	(2) 未洗手或洗手不规范扣 5 分		
4	否定项	若考生发生下列情况之一，则应及时终止其考试，考生该试题成绩计为零分。 (1) 因各种原因造成成品菜不能食用。 (2) 烹饪过程卫生不达标准。					
合计			100	100			

第11章

婴幼儿常见疾病与母乳喂养

第1节 婴幼儿常见症状及注意事项

教学单元1 发 热

【教学目标】

掌握发热的基本概念、了解婴幼儿常见的发热原因、掌握发热的初步处理方法及母乳喂养的注意事项。

【知识要求】

1. 发热的基本概念

（1）发热定义：指机体在致热原作用下或各种原因引起体温调节中枢的功能障碍时，体温升高超过正常范围。

（2）发热的分级（表 11-1）。

表 11-1 发热的分级

分级	体温
低热	腋下体温 37.3～38℃
中等热	38.1～39℃
高热	39.1～41℃
超高热	41℃以上

脉搏和呼吸通常随体温升高而加快。一般说来，体温升高 1℃，脉搏每分钟增加 10 次。

（3）发热的临床过程（表 11-2）。

表 11-2　发热的临床过程

分期	临床症状
体温上升期	产热大于散热，临床上表现为疲乏、不适、肌肉酸痛、皮肤苍白、干燥无汗、畏寒，有时伴寒战等症状
高热期	产热与散热在较高的水平上趋于平衡。体温维持在较高的状态。临床表现为皮肤潮红而灼热，呼吸、心率增快
体温下降期	由于病因的消除或药物的应用，使散热大于产热，体温恢复正常。临床表现为患者大量出汗和皮肤温度降低

（4）发热的热型及临床意义：发热患者体温曲线的形态称为热型，是将患者每天不同时间测得的体温数值描记在体温单上，用蓝线连接起来形成的体温曲线。热型有助于诊断疾病、判断病情和疗效（表 11-3）。

表 11-3　临床上常见热型

热型	发热特点	临床意义
稽留热	体温持续于 39～40℃，24 小时内波动范围不超过 1℃，可达数天或数周	见于大叶性肺炎、伤寒等
弛张热	体温在 39℃ 以上，24 小时内波动范围达 2℃ 以上，体温最低时仍高于正常水平	见于败血症、重症肺结核、风湿热等
间歇热	体温骤升至 39℃ 以上，持续数小时后又骤然降至正常水平，经过数小时或数天后又突然升高，如此高热期与无热期反复交替出现	见于疟疾、急性肾盂肾炎等
回归热	高热持续数日后自行消退，但数日后又再出现的体温曲线类型	见于回归热、霍奇金病等
波状热	体温逐渐上升达 39℃ 或以上，数天后又逐渐下降至正常水平，持续数天后又逐渐升高，如此反复多次	见于布氏杆菌病
不规则热	发热的体温曲线无一定规律	见于结核病、风湿热、渗出性胸膜炎、癌性发热等

2. 发热的常见原因

（1）感染性发热：各种病原体如病毒、细菌、支原体、立克次体、螺旋体、真菌、寄生虫等引起的感染，不论是急性、亚急性或慢性，局部性或全身性均可出现发热。

（2）非感染性发热：血液病，结缔组织疾病，变态反应性疾病，内分泌代谢疾病，颅内疾病，物理及化学性损害，自主神经功能紊乱等。

3. 发热的对症处理

（1）物理降温：婴儿的体温调节中枢还没有发育完善，受外界环境温度影响比较大，这一点在 6 个月以内的小婴儿中更为明显，有时包被过多就能使婴儿体温上升到 37℃ 以上，打开包被后体温很快降到正常。常用的物理降温的方法包括：冰袋、擦拭、洗澡、喝水等。

冰袋：可以在家自制冰毛巾也可以在药店购买退热贴。家庭自制冰毛巾可以将干净毛巾在冷水中沾湿贴于发热婴儿的额头，后脑部，通过冷热的热量交换带走体温（图 11-1）。或者更简便的方法是在家庭药箱中常备婴儿退热贴。

擦拭：推荐采取温水擦拭全身，通过水分的蒸发带走多余温度（图 11-2）。由于有酒精皮肤过敏的风险，所以酒精擦拭在小婴儿中是不推荐的。

洗澡：对于虽然发热，但精神状态尚好，可以耐受洗澡的婴儿，可以采取温水澡的方法退热（图 11-3），水温建议稍低于平时洗澡水温，一般为 35 ～ 39℃，通过水流的流动带走多余温度。但如果孩子烦躁或者嗜睡明显，或者冬天没有泡澡条件，则采取其他方式降温。

喝水：喝水的目的是促进婴儿的排尿，尿液的排出可以带走身体部分热量，而且，饮用温水可以促进毛孔的张开，促进排汗。在辅助药物退热时，喝水更可以保证大量汗液的排出从

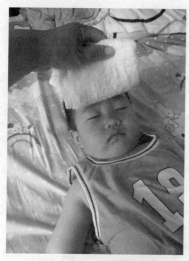

图 11-1　冰毛巾物理降温

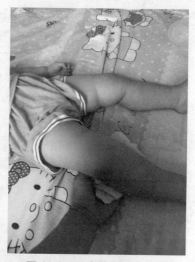

图 11-2　毛巾擦拭物理降温

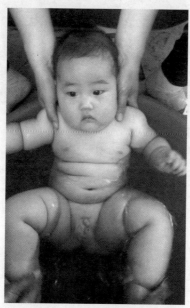

图 11-3　洗澡物理降温

而达到退热效果。

（2）药物降温：婴幼儿不主张自行在家中采用药物降温。当婴幼儿体温高于 38.5℃以上建议医院就诊，严格按照医嘱用药。常用的婴幼儿降温药物有对乙酰氨基酚和布洛芬（图 11-4）。个体基因差异导致少数婴儿对此两种退热药有疗效上的差异，但大多数婴儿对这两种药物都有很好的应答性。药物需要根据孩子的千克体重给予相应计量，在产品包装上均标有体重对应的服药值。服用退热药时，推荐尽可能多饮水，以便药物起作用打开毛孔时能够有汗液排出从而起到退热效果。

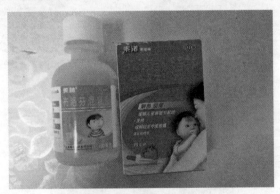

图 11-4　常用退热药物

4. 发热婴幼儿母乳喂养注意事项

（1）查找发热的原因：发热是一种临床症状，只有了解了原因，才能解决发热的问题。

（2）一般婴儿发热 37.5～38.5℃不需要服用药物，可以通过物理降温方法来进行降温。

（3）婴儿出现发热时，妈妈一定要注意多饮水，多吃清淡食物，少吃一些辛辣刺激性食物，避免加重婴儿的发热症状。

（4）多喝汤水和多吃蔬菜：一定要尽量多地给婴儿喂水、果汁或米汤和蔬菜等，停止食用不容易消化的食物。

(5)千万不要给婴儿穿、盖太厚,包裹太紧,这样不利于散热。只要婴儿精神状态良好,不要太担心,及时测量体温,观察病情。

(6) 及时就医,根据病情制定治疗方案,遵医嘱按时服药。

【技能要求】

掌握水银柱体温计测量腋下温度的方法。

【操作准备】

1.准备婴幼儿模特、玻璃水银柱体温计、酒精棉、干净毛巾。

2.安静环境。

3.纸和笔。

【操作步骤】

1.使用前先将体温计的水银汞柱甩到 35℃ 以下 (图 11-5)。

2.将体温计水银端放在腋下最顶端(即腋窝深处)(图 11-6),用上臂将体温计夹紧,以免脱位或掉落;测量 5 ~ 10 分钟。

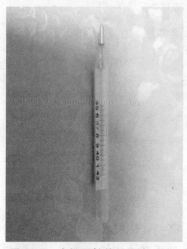

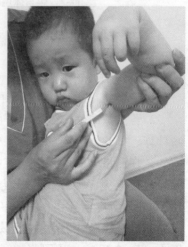

图 11-5　水银汞柱位于 35℃ 以下　　图 11-6　将体温计水银端放在腋下最顶端

3.取出体温计，读取温度数据后，用酒精棉擦拭体温计，以便下次或他人使用。

4.读数方法：一手拿住体温计尾部，即远离水银柱的一端，使眼与体温计保持同一水平（图11-7），然后慢慢地转动体温计，从正面看到很粗的水银柱时就可读出相应的温度值。

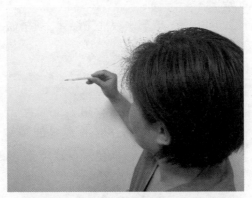

图 11-7 眼与体温计保持同一水平读数

5.读数时注意千万不要用手碰体温计的水银端，这样会影响水银柱，造成测量不准。

【注意事项】

1.腋下如有汗液，需擦干再量。

2.若测量时间未到，松开腋下，则需重新测量，时间应重新计算。

3.在测量体温前凡影响实际体温的因素（如饮开水或冷饮等）均应避免，喝热饮、剧烈运动、情绪激动及洗澡后，需等待30分钟后再测量。

4.玻璃体温计最高温度值是42 ℃，因此在保管或清洁时温度不可超过42 ℃，不可将体温计放入热水中清洗或用于测量水及其他物体的温度。

5.玻璃体温计易破碎，存在水银（汞）污染的可能。

教学单元 2　咳　　嗽

【教学目标】

了解咳嗽的原理，掌握咳嗽的常见原因，了解咳嗽的治疗方法，掌握促排痰拍背的方法及咳嗽婴幼儿母乳喂养的注意事项。

【知识要求】

1.咳嗽的原理　咳嗽是由于延髓咳嗽中枢受刺激引起的。当呼吸道（口腔、咽喉、气管、支气管）受到刺激（如炎症、异物、烟雾、尘埃）后由神经末梢发出冲动传入延髓咳嗽中枢引起的生理反射即为咳嗽。咳嗽是机体的自我保护措施之一，但过分的咳嗽又造成机体的痛苦，出现需要医疗干预的临床症状。

2.咳嗽的常见原因

（1）感染：感染因素是婴幼儿咳嗽最常见的原因。感染的病原体可以是细菌、病毒、支原体、真菌等。

（2）过敏反应：常见过敏因素包括尘螨、宠物毛发、动植物花粉、食物、有毒装修气体、真菌孢子、冷暖空气变化等。

（3）肿瘤：如原发性肺癌、转移性肺癌、支气管癌、纵隔肿瘤等。

（4）呼吸道异物：异物吸入虽然不是婴幼儿咳嗽的最常见病因，但却是危险性最大，甚至有时威胁婴儿生命的病因。常见的吸入物是小的坚果碎块、小的玩具碎块、父母衣物上的赘生物等。异物性咳嗽的特点是刺激性干咳，直到异物被咳出后，咳嗽停止。

（5）胃食管反流症：由于胃内容物或胃酸反流的微小颗粒，吸入气管会引起反射性的咳嗽。

3. 咳嗽的治疗方法　咳嗽的治疗，分为症状治疗和病因治疗两种，本篇着重于家庭护理中的对症处理及物理疗法，对于药物应用要严格按照专业医师指导进行。

（1）雾化吸入治疗：是咳嗽中最常用，也是世界卫生组织推荐的咳嗽重要的辅助治疗方法。雾化吸入治疗的原理是通过雾化吸入，加湿呼吸道，从而促进气管和支气管的痰液产生，从而加快排出病原体。常用的雾化吸入药剂是 0.9% 生理盐水。同时，雾化药液中还可以添加支气管扩张药，痰液的稀释剂，激素类药物等（图 11-8），但此类药物必须在专业医师指导下进行。必要时拍背协助痰液咳出。

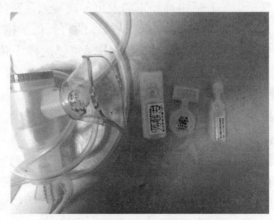

图 11-8　常用雾化药物及儿童面罩

（2）对症支持药物治疗：咳嗽的对症支持西医药物包括黏液促排剂，黏液稀释剂，呼吸道炎症抑制剂，咳嗽中枢的抑制剂。中医又根据痰湿、燥热等方法推荐不同中药制剂。需要注意的是，咳嗽本身是人体的自我保护性机制，轻微咳嗽以多饮水、湿化等物理治疗为主，严重咳嗽，痰液黏稠可以适当应用药物。但药物的应用均需要严格遵照医嘱使用。

4.咳嗽婴幼儿母乳喂养注意事项

（1）母亲饮食以清淡为主，不要吃太油腻、刺激性过强的饮食。

（2）注意喂养的速度，不要让婴幼儿吃得太快避免呛到。

（3）婴幼儿多喝温开水或温的牛奶、米汤等，也可以给其喝鲜果汁，果汁应选刺激性小的苹果汁和梨汁。

【技能要求】

掌握有效咳嗽的体位及协助拍背技巧。

【操作准备】

1.准备婴幼儿模特、干净毛巾，纸巾。

2.安静环境。

3.纸和笔。

【操作步骤】

1.让婴幼儿站位或坐位，上半身稍前倾。

2.缓慢深吸气,屏气几秒后用力咳嗽,咳嗽时保证腹肌收缩,应用腹部力量协助咳嗽。

3.停止一阵咳嗽后，将余气尽量排出，休息片刻后再重复上述动作。

4.母婴护理员将手心处于空掌状态，抖动手腕带动手掌在孩子背部从下向上，从外向内（从肺叶到支气管）方向力度适中的拍打；如果婴幼儿此时出现咳嗽或者吐出痰液，说明拍背效果较好（图11-9）。

【注意事项】

1.每次拍背以孩子能够耐受时间为准，一般 5 ～ 10 分钟不等。

2.除了雾化吸入后常规拍痰，平时缓解咳嗽咳痰也可以采取拍背的辅助治疗方法。

3.从下向上、从外至内叩击背部，手法连续、力度适中。

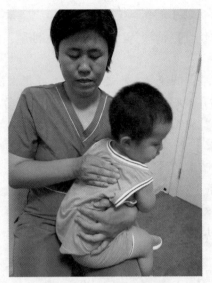

图 11-9 咳嗽协助拍背

教学单元 3 胃食管反流与呕吐

【教学目标】

掌握胃食管反流与呕吐的原理，并正确区分生理性与病理性呕吐的特点和治疗原则，以及婴幼儿母乳喂养的注意事项。

【知识要求】

1. 胃食管反流与呕吐的原理：胃食管反流是指由于全身或局部原因引起下端食管括约肌功能不全，胃内容物反流入食管的一种常见临床症状。

2. 区分生理性与病理性呕吐（表 11-4）。

3. 呕吐的治疗原则和药物选择

（1）尽管以呕吐为表现的临床疾病众多，但大多数不严重，不影响生长发育的呕吐为生理性的呕吐。只有呕吐症状重，持续时间长，影响婴儿生长发育的呕吐才是需要医疗干预的呕吐。

表 11-4　生理性与病理性呕吐

分类	临床表现及病因
生理性呕吐	多表现为刚刚进食后，伴随或者不伴随体位改变，出现少量或者一大口呕吐新鲜奶液，通过拍嗝等处理可以减少吐奶的发生。吐奶后食欲仍好，生长发育正常
病理性呕吐	先天性呕吐常见原因为幽门梗阻、食管闭锁、肠狭窄、肠梗阻、贲门食管失迟缓症等 后天性呕吐常见病因如感染性肠炎、胆红素脑病、脑炎、脑积水，如苯丙酮尿症、乳糖不耐受、胃肠道过敏等

（2）原则上讲，呕吐为人体的自我保护，因此用药选择上，除非病情需要，有专业医师指导，否则并不主张应用中枢性止吐药物。对于由于呕吐造成的体液损失，家庭中比较安全的补充方法是世界卫生组织推荐的口服补液盐。也可以应用胃肠黏膜保护剂，如磷酸铝凝胶等，但这些均需严格按照医生的医嘱服用。

（3）无论是生理性还是病理性的呕吐，寻找和解除引起呕吐的病因更为重要。

（4）需要就医的指征

有如下指征，建议及时就医，其中包括就诊急诊的指征和就诊消化科的指征。

急诊就诊：频繁呕吐，且呕吐物中含有血液或者胆汁（绿色液体），呕吐伴有腹痛和排气停止，呕吐伴有精神烦躁或者萎靡，频繁呕吐有不能进食出现脱水指征（无尿或者少尿，皮肤弹性差，四肢末端发冷等）。

消化科就诊：较长时间呕吐伴有湿疹、腹泻等；出生后就有进食困难，频繁呕吐影响生长发育。

4. 胃食管反流与呕吐婴儿母乳喂养注意事项

（1）母乳喂养的妈妈应避免辛辣、油腻及刺激性食物，宜清淡饮食为主。

（2）婴儿饮食以稠厚饮食为主，少量多餐，增加喂奶次数。

（3）体位：婴儿在清醒状态下最佳体位为直立位和坐位，睡眠时保持侧卧位及上体抬高，减少反流频率及反流物误吸，喂奶后将婴儿竖起轻拍后背，拍出吞进的空气。

【技能要求】

掌握拍嗝的方法。

【操作准备】

1. 准备婴幼儿模特、干净毛巾。

2. 安静环境。

3. 纸和笔。

【操作步骤】

1. 母亲一手托住婴儿的头，另一只手托住婴儿的屁股，将婴儿竖着抱起来，调整好位置，让婴儿靠在母亲的肩上（图 11-10）。

2. 让婴儿坐在母亲的腿上，身体侧面靠着母亲的身体，母亲应左手托住婴儿（图 11-11）。

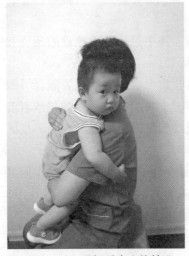 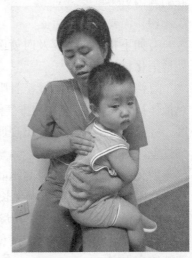

图 11-10　喂奶后直立位拍嗝　　　图 11-11　婴儿坐位拍嗝

3. 母亲将手指并拢，手掌呈空心状，从婴儿背部由下往上轻拍，注意力度不要过大。

【注意事项】

1. 手法轻柔，不要力度过大，尤其注意拍打位置，避免拍打腰际区。

2. 拍嗝时避免摇晃婴儿。

3. 冲泡奶粉时避免上下摇晃奶瓶，并让婴儿含住至少 2/3 的奶嘴，必要时选择防胀气奶瓶、奶嘴。

教学单元 4　腹　　痛

【教学目标】

掌握引起腹痛的原因，正确识别"肠绞痛"，掌握婴儿肠绞痛的物理处理方法，掌握腹痛婴儿母乳喂养的注意事项。

【知识要求】

1. **腹痛原因**　婴幼儿腹痛的原因有很多种，可以从外科性腹痛和内科性腹痛进行鉴别（表 11-5）。

表 11-5　外科性腹痛与内科性腹痛鉴别

腹痛分类	临床表现	常见疾病
外科性腹痛	疼痛剧烈，腹部拒按拒碰肌肉紧张，或同时伴有腹胀、停止排气、肠鸣音消失等症状	幽门狭窄、肠套叠、肠道畸形、肠扭转、急性阑尾炎等
内科性腹痛	阵发性的腹痛或者较长时间的钝痛，一般喜按，喜暖，没有肌紧张，有排气甚至排气增多，排气后腹痛能够缓解	肠绞痛、肠胀气或肠痉挛等

2. 如何识别"肠绞痛" 婴儿肠绞痛是 3 个月内的婴儿经常出现的现象，是一种症候群。多由于神经发育不成熟、肠胀气、情绪刺激等原因引起，通常会在孩子出生后的 3～4 个月消失，所以医学界推测，婴儿肠绞痛的出现很可能与身体发育有很大的关联。

（1）新生儿出现肠绞痛的时候，经常会突然发出尖叫，之后就会大哭，而且在哭的同时还有不停蹬腿的现象。有的孩子还有摇摆头部、呼吸短促的现象发生，有时会伴有腹部发胀、手脚发凉的情况。

（2）家长在孩子哭闹的时候进行安抚，可能会让孩子暂时平静下来。不过肠绞痛没有得到解决的话哭闹就会反复发生，而且持续的时间会比较长，特别是经常会在夜间发作。

（3）有时候肠绞痛的发作会很有规律性，具有定时发作的特点。这让很多孩子在每天的同一时段哭闹，十分的准时。如果健康的孩子每日都会哭闹 3 小时左右，而且每周达到或超过 3 天都是如此的话，这种情况持续并超过 3 周，就可以诊断为婴儿肠绞痛。

3. 肠绞痛的物理和药物干预

（1）婴幼儿的肠绞痛可先尝试通过物理治疗缓解，缓解不明显时再考虑药物干预，但必须在医师指导下进行。

（2）常用的肠绞痛的物理治疗包括：按揉腹部、用手指按压肛门周围皱褶促进排气、口服温水等。一般通过上述多种方法的混合处理，肠绞痛多可得到缓解。

（3）对某些腹胀明显的肠绞痛患儿，可以考虑加用促排气剂，如西甲硅油和胃肠道的菌群调节剂，如各种益生菌制剂。虽然以上药物均属于非处方药物，但仍然建议在医生指导下使用。对于胃肠道过敏导致的肠痉挛，积极寻找过敏原是治疗的关键。如部分母乳喂养婴儿，妈妈过分食用海产品或者辛辣调料等刺激性食物，孩子就可能产生肠痉挛表现。添加辅食阶段的婴儿也可能因为添加新的辅食而导致胃肠道过敏。部分婴儿对普通婴儿配方奶粉也能产生过敏反应。总之，积极寻找和避免过敏原是治疗过敏性肠痉挛的关键，配合性治疗上，可以采用半水解或者全水解氨基酸配方奶缓解肠道压力。

4.腹痛婴儿母乳喂养注意事项

（1）母亲要多吃一些清淡易消化的饮食，避免吃辛辣刺激性食物，少吃腌制的鱼、肉类，少吃味精，不饮酒和滥用药物。

（2）婴幼儿喂乳时避免喂食过饱，喂后需拍嗝，避免发生吐奶现象。

（3）哭闹的婴幼儿可轻轻地进行腹部按摩消除胀气，也可在肚脐周围擦些婴儿用薄荷油或用温毛巾敷盖。

（4）如果婴幼儿哭闹严重，应及时就医，根据病情制定治疗方案，遵医嘱按时服药。

【技能要求】

掌握正确腹部触诊检查的方法。

【操作准备】

1.准备婴幼儿模特。

2.安静环境。

3.纸和笔。

【操作步骤】

1.让婴幼儿排空膀胱，低枕仰卧位，两腿屈曲稍分开，张口缓慢腹式呼吸（图 11-12）。

2.检查者站右侧，前臂与腹部表面同一水平，手温暖，指甲短，先全手掌，置于腹部上部，适应片刻，用掌指关节和腕关节协同以旋转或滑动触诊（图 11-13）。

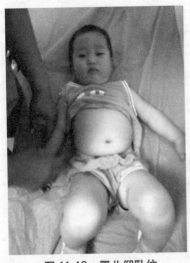

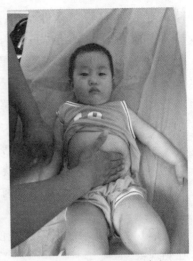

图 11-12　婴儿仰卧位　　　　图 11-13　腹部滑动触诊

3. 触诊腹壁紧张度：左下腹开始；逆时针方向；或先健侧后患侧。腹壁下陷约 1cm。

4. 触诊腹部肿块：左下腹开始；逆时针方向；或先健侧后患侧。腹壁下陷＞2cm。

5. 触诊压痛及反跳痛：全腹浅压，局部深压。注意的压痛点有麦氏点、胆囊压痛点、上中输尿管点等（图 11-14，图 11-15）。反跳痛，压痛点用 2～3 个手指并拢压于原处稍停片刻，迅速将手指抬起，如果疼痛加重，则为反跳痛阳性。

6. 腹部脏器触诊：婴幼儿仰卧位，检查者将手紧贴婴幼儿腹壁，于两侧肋缘下检查是否有肝和脾的明显增大（图 11-16），触诊不清楚时，及时就医。

【注意事项】

1. 用手触诊腹部出现压痛后，手指于原处稍停片刻，然后迅速抬起，如果疼痛加重即为反跳痛。

2. 肠道的排列为腹腔中部的小肠和腹腔大圈的升结肠、横

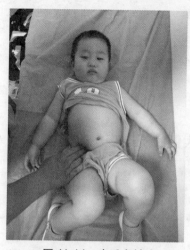

图 11-14　麦氏点触诊

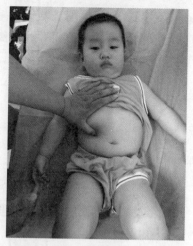

图 11-15　胆囊压痛点触诊

结肠、乙状结肠和直肠。因此，按揉时应该以脐部为中心，顺时针为主，配合逆时针的从小圈到大圈的缓慢、温和、温暖的按揉（图 11-17）。

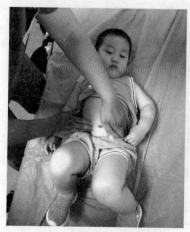

图 11-16　触诊腹部脏器

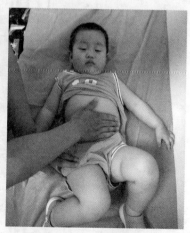

图 11-17　腹部按摩

3. 按揉肛门周围皱褶促进排气的方法：将婴幼儿处于坐位的把尿位或者仰卧位将婴儿双脚抬高，充分暴露肛门，家长用手指蘸少许按摩油或者植物油，轻轻按揉肛门周围皱褶，有促进排便和排气的作用，对便秘、腹胀型为主的肠痉挛有较好、较安全的治疗作用。

教学单元5　大便状况改变

【教学目标】

掌握婴儿不同时期大便的次数和形状，掌握病理情况的大便状态及大便异常的预防和护理。

【知识要求】

1. 正常大便次数与形状　食物进入消化道至粪便排出的时间、次数及性状因月龄及喂养方法不同而不同。

（1）胎便：新生儿出生3日内排出的粪便，形状黏稠呈橄榄绿色，无臭味（图11-18）。它由脱落的肠上皮细胞，浓缩的消化液，咽下的羊水所构成，2～3日内转变为普通的婴儿粪便。

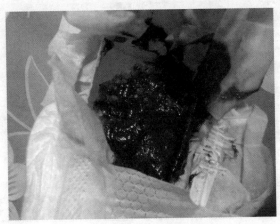

图 11-18　胎便

（2）人工喂养儿粪便：为淡黄色或灰黄色，较干稠。因牛乳及其配方奶粉含酪蛋白较多，粪便有明显的蛋白质分解产物的臭味，有时可混有白色酪蛋白凝块（图 11-19）。大便每日 1 ～ 2 次，易发生便秘。

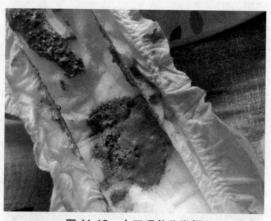

图 11-19　人工喂养儿粪便

（3）母乳喂养儿粪便：为黄色或金黄色，多为均匀膏状或带少许黄色粪便颗粒（图 11-20）。平均每日排便 2 ～ 4 次，一般在添加辅食后次数减少。

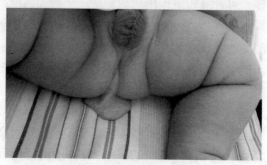

图 11-20　母乳喂养儿粪便

（4）混合喂养儿粪便：与喂牛乳者相似，但较软、黄。添加淀粉类食物可使大便次数增多，稠度稍减，稍成暗褐色，臭味加重。便次每日 1～3 次不等（图 11-21）。添加各类蔬菜，水果等辅食时大便外观与成人粪便相似，初加菜泥时，常有小量绿色便排出。

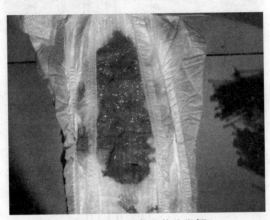

图 11-21　混合喂养儿粪便

2. 常见异常大便种类

（1）蛋花汤样大便：每天大便 5～10 次，大便水便分离，呈蛋花汤样，可含有较多未消化的奶块，一般无黏液。

（2）绿色大便：大便颜色为黄绿色或草绿色，多由消化不良、进食方式改变或肠道细菌感染引起（图 11-22）。

（3）水样便：多见于秋季和冬季，多由肠道病毒感染引起。婴儿大便次数多在每天 10 次以上，呈水样，量较多。

（4）黏液或脓血便：指大便中混有黏液、脓状物质和血液。多为各种原因引起肠道黏膜受损引起，应及早就医（图 11-23）。

（5）便秘：是指大便又干又硬，且排便间隔时间比较久，甚至有时候会出现排便困难的情况。婴幼儿往往几天才大便一

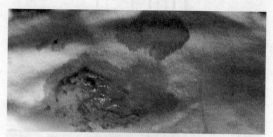

图 11-22　绿色粪便

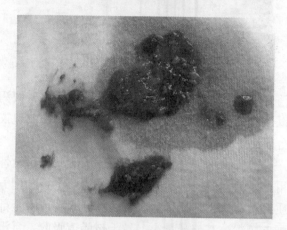

图 11-23　黏液脓血便

次，还可能出现腹胀、不安等现象（图 11-24）。

3.腹泻和便秘的治疗方法

（1）大多数短期腹泻不会造成严重后果，通过饮食调节，避免可疑过敏食物的摄入即可缓解。

（2）常用治疗腹泻药物包括各种肠道菌群调节剂和肠道黏膜保护剂。菌群调节剂包括三种类别：益生菌—肠道中的有益菌群、益生元—肠道益生菌生长所需要的有益营养物质、合生元—益生菌和益生元的复合物。肠道黏膜保护剂常用蒙脱石散，用于减少胃肠道对毒素的吸收和促进有益胃肠道菌群的生长。

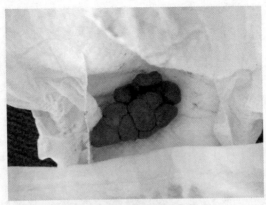

图 11-24　便秘儿童粪便

由于腹泻是人体的一种自我保护措施，所以即使有腹泻，也并不建议以盲目的止泻为治疗方法，需要评估病情，建议在医生建议下合理使用肠道菌群调节剂和肠道黏膜保护剂。

（3）对于食物不耐受导致的较为严重的肠道过敏性腹泻可通过换用一段时间的特殊配方奶粉喂养治疗。特殊配方奶粉多为蛋白质经过特殊工艺处理后制成的部分水解或者全部水解的氨基酸配方奶粉。其分子量小，易于被肠道吸收，且没有引起肠道过敏的蛋白质成分，有效地减轻了肠道负担，从而减轻腹泻。

（4）口服补液盐是世界卫生组织推荐的治疗婴儿腹泻的家庭必备药品。其安全有效，方便实用，很好地避免了腹泻脱水对婴儿生命的巨大威胁。口服补液盐可以在药店中获得，需按照说明用温水冲服代替白水哺喂婴儿。

（5）便秘的治疗以物理治疗为主，药物治疗为辅。物理治疗包括顺时针按揉腹部和肛门的刺激疗法，详见腹痛相关章节。药物治疗需依照医嘱合理用药。

（6）养成良好的排便习惯和饮食习惯是避免便秘的有效方法。添加辅食后的婴儿尽量辅食多样化、粗糙化，锻炼咀嚼功能的同时也促进了胃肠的蠕动，减少了便秘的发生。

4.婴幼儿大便异常的预防和护理

（1）坚持母乳喂养，做到合理喂养，避免因喂养不当导致婴幼儿胃肠道功能损害。

（2）注意腹部保暖，避免因气候变化引起婴幼儿腹泻。

（3）注意喂养卫生，接触婴幼儿前严格按照七步洗手法洗手。婴幼儿的奶具、食具要严格消毒。

（4）对大便异常的婴幼儿要注意臀部护理。

（5）出现大便异常时建议及时就医，不可自行用药或建议婴幼儿家长用药。

【技能要求】

使用 20ml 注射器配合头皮针细管完成开塞露灌肠。

【操作准备】

1.准备婴幼儿模特、开塞露、干净毛巾、纸巾、20ml 注射器、头皮针细管（图 11-25）。

2.安静环境。

3.纸和笔。

【操作步骤】

1.判断婴幼儿是否需要应用开塞露：婴幼儿如果多天没有排便，并出现腹胀，排气臭味重，伴烦躁厌食时，可以选择应用开塞露。当婴幼儿腹部柔软，无腹胀，无便意可能是因为摄入量太少，或者饮食残渣过少不足以形成足够大便，此时不适宜选用开塞露。

2.婴幼儿俯卧位或左侧卧位，左腿伸直，右腿屈曲，充分暴露臀部（图 11-26）。

3.用 20ml 注射器准确吸取开塞露的用量，然后接上一次性头皮针并将针头部分剪去，磨平断端（图 11-27），防止断端锐利损伤婴幼儿肛门黏膜，保留约 5cm 备用，涂上石蜡油后缓慢

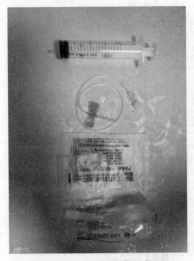

图 11-25　开塞露灌肠物品

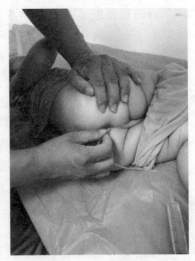

图 11-26　婴儿左侧卧位

插入婴儿肛门，然后将药液尽量多地注入直肠末端，拔出软管，捏住肛门 1～2 分钟后再放手，使药液在直肠末端有保留时间，从而达到软化大便的目的。

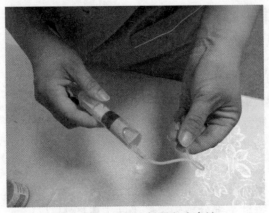

图 11-27　连接注射器和头皮针

【注意事项】

1. 动作轻柔，避免损伤肛门黏膜。

2. 严格掌握适应证，必须按照医嘱使用，并且不能频繁使用，防止产生依赖性。

第 2 节　婴幼儿常见疾病

教学单元 1　新生儿低血糖

【教学目标】

掌握新生儿不同时期的血糖值，区分暂时性低血糖和持续性低血糖，正确识别低血糖的新生儿，掌握好低血糖新生儿的母乳喂养。

【知识要求】

1. **低血糖的定义**　我国新生儿低血糖的诊断标准是血糖 < 2.2mmol/L（40mg/dl）。

2. **低血糖的分类**

（1）暂时性低血糖：指低血糖持续时间较短，一般不超过新生儿期。常见原因如下。

① 糖原和脂肪的储备不足。

② 葡萄糖消耗增加。

③ 高胰岛素血症：为暂时性胰岛素升高所致。

（2）持续性低血糖：指低血糖持续至婴儿或儿童期。常见原因如下。

① 先天性高胰岛素血症，主要与基因缺陷有关。

② 内分泌缺陷。

③ 遗传代谢性疾病。

3. **新生儿低血糖识别要点**

（1）无症状性低血糖：低血糖时可无任何临床症状，诊断主要依靠血糖监测。据统计，无症状性低血糖是症状性低血糖的 10 ～ 20 倍。

（2）症状性低血糖：低血糖患儿可出现嗜睡、食欲缺乏、喂养困难、发绀、呼吸暂停、面色苍白、低体温甚至昏迷。也可能出现烦躁、激惹、震颤、反射亢进、高调哭声甚至抽搐。

4. 低血糖新生儿的母乳喂养　对于所有的足月儿，产后正常的母乳喂养支持应常规进行。健康足月儿不会简单地因为短暂的喂养不足而发展成为具有临床意义的低血糖症。充足有效的母乳喂养和持续的皮肤接触有利于婴儿获得并保存能量，降低消耗。出生后即刻开始皮肤接触，完成第一次哺乳。如果哺乳的建立晚于一个小时以后低血糖的风险会增加，此后频繁哺乳每天至少喂养 10 ～ 12 次，可以减少低血糖的风险。健康婴儿没有必要常规进行水、葡萄糖水或者配方奶的补充，因为可能会干扰正常母乳喂养和正常代谢补偿机制的建立。对于能经口喂养的有低血糖的新生儿，母乳喂养也是升高血糖的首选方法。对于正在接受低血糖治疗的婴儿，如果表现出有需要哺乳的迹象，应及时进行母乳喂养。当血糖恢复至正常水平，哺乳也恢复正常，医生可考虑渐渐脱离静脉注射。专业人员需密切评估母乳喂养，改善并促进有效摄入，同时配合医生进行进一步医疗评估。如医院条件允许，协助母亲对正在进行静脉输液治疗的婴儿进行皮肤接触，并且帮助其在母婴分离期间保持泌乳。

【技能要求】

掌握血糖仪测血糖方法。

【操作准备】

1. 准备婴幼儿模特、血糖仪、采血针、酒精棉签、毛巾（图 11-28）。

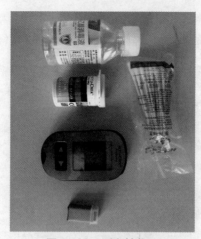

图 11-28　测血糖物品

2. 安静环境。

3. 纸和笔。

【操作步骤】

1. 选择测血糖的时机：空腹血糖，指隔夜空腹 8 小时以上，早餐前采血测定的血糖值（一般不超过早上 7 时）。餐前血糖，指早、中、晚餐前测定的血糖。监测可以及时发现低血糖。餐后 2 小时血糖，指早、中、晚餐从吃第一口饭计时后 2 小时测定的血糖。能反映饮食与使用降糖药是否合适。睡前血糖，有助于指导加餐，防治夜间低血糖，保证睡眠安全。随机血糖，一天中其他任何时间测定的血糖，如睡前、午夜等。检测凌晨 1～3 时的血糖，有助于发现有没有夜间低血糖，明确空腹高血糖的真正原因。

2. 血糖仪需要校正：血糖仪使用一段时间后需要校正，建议去医院找专业的医护人员对血糖仪进行调试，或者及时与生产厂家联系，询问维修事宜。

3. 调整血糖仪的代码，使其与所使用的试纸的代码相同，因为不同时间购买的试纸有不同的代码。

4. 洗手并擦干，酒精消毒准备采血的手指（图 11-29）。

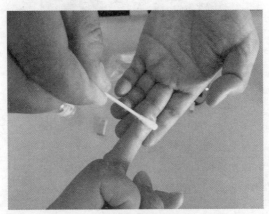

图 11-29　酒精消毒准备采血的手指

5. 手臂下垂 30 秒，以便使血液充分流到手指。使用采血针从手指侧面刺破手指，取第二滴血，将血滴在血糖试纸上（图 11-30）。

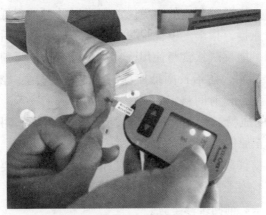

图 11-30　取血

6. 把血糖试纸插入血糖仪中。几秒钟后，从血糖仪上读取血糖值，记下血糖值和检测时间（图 11-31）。

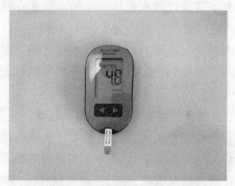

图 11-31　从血糖仪上读取血糖值

【注意事项】

（1）有的血糖仪是先将试纸插入血糖仪中，再将血滴在试纸上，这就需要仔细阅读血糖仪的使用说明。

（2）采血注意事项：取血点如果选在手指正中是很痛的。一般建议取血点在手指偏侧面，这里的神经分布较手指正中少，痛感较轻。但也不要太接近指甲边缘，这样不易消毒，不好挤血。

（3）取血点可在十个手指轮换选取，多数人选取除大拇指外的其余八指。取血前可用温水洗手，垂手臂，可使手指血管充盈，容易采血。采血笔刺破手指后，应从指跟向指端采血点方向轻用力挤血，不要用大力挤血，否则挤出的血浆，组织液占了较大比例，影响准确性。

教学单元 2　新生儿黄疸

【教学目标】

掌握胆红素的代谢途径，区分生理性黄疸和病理性黄疸，掌握新生儿发生黄疸的原因及处理原则，掌握母乳喂养与黄疸。

【知识要求】

1. 胆红素的代谢途径

（1）来源：衰老红细胞破坏产生的血红素在酶的作用下转变成胆红素，此时的胆红素称为非结合胆红素。

（2）肝内转变：非结合胆红素随血循环到达肝脏，在肝脏内可以与葡萄糖醛酸结合，形成葡萄糖醛酸胆红素也就是结合胆红素。

（3）排泄：结合胆红素可以通过肾小球滤过后从小便排出；进入毛细胆管的结合胆红素随胆汁经胆道进入肠道，在一些细菌的作用下还原为尿胆原。大部分尿胆原自粪便排出，小部分的尿胆原在肠道内被重吸收，经门静脉回到肝脏，称为肠肝循环。

2. 区分生理性黄疸与病理性黄疸

（1）生理性黄疸特点

①一般情况良好，婴儿体温正常，食欲好，体重渐增，大便及尿色正常。

②足月儿生后 2～3 天出现黄疸，4～5 天达高峰，5～7 天消退，最迟不超过 2 周。

③早产儿黄疸多于生后 3～5 天出现，5～7 天达高峰，7～9 天消退，最长可延迟到 3～4 周。

④每日血清胆红素升高 < 85mmol/l（5mg/dl）或每小时 < 0.5mg/dl。血清总胆红素值尚未超过小时胆红素曲线的第 95 百分位数，或未达到相应日龄、胎龄及相应危险因素下的光疗干预标准。

⑤黄疸颜色不会呈金黄色，黄疸主要分布在面部及躯干部，而小腿、前臂、手足心常无明显的黄疸。

（2）病理性黄疸的特点

①黄疸出现过早：足月儿在生后 24 小时以内，早产儿在 48 小时以内出现黄疸。

②黄疸程度较重：血清总胆红素值已达到相应日龄及相应危险因素下的光疗干预标准，或超过小时胆红素风险曲线的第 95 百分位数。或胆红素每日上升超过 85μmol/L（5mg/dl）或每小时 > 0.5ng/dl，血清结合胆红素 > 34μmol/L（2mg/dl）（图 11-32）。

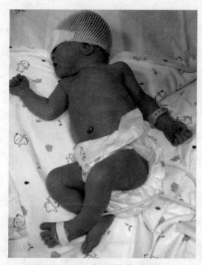

图 11-32　病理性黄疸婴儿

③黄疸持续时间长：足月儿 > 2 周，早产儿 > 4 周。

④黄疸退而复现。

⑤黄疸进展快，即在一天内会加深很多。

3. 新生儿发生黄疸的原因

（1）生理性黄疸原因：人类初生时胆红素产量大于排泄量。

（2）病理性黄疸原因

①胆红素生成过多，常见的原因有红细胞增多症、血管外溶血、同族免疫性溶血、感染、肠肝循环增加、母乳喂养相关的黄疸、母乳性黄疸、红细胞酶缺陷、红细胞形态异常、血红

蛋白病及维生素 E 缺乏和低锌血症等，这些原因导致过多红细胞的破坏及肠肝循环增加，使胆红素增多。

②肝脏胆红素代谢障碍：由于肝细胞摄取和结合胆红素的功能低下，使血清未结合胆红素增高。常见于缺氧和感染、某些药物维生素 K_3、磺胺等，甲减、脑垂体功能低下和 21- 三体综合征等。

③胆汁排泄障碍：肝细胞排泄结合胆红素障碍或胆管受阻，可致高结合胆红素血症，如同时有肝细胞功能受损，也可伴有未结合胆红素增高。包括新生儿肝炎、先天性代谢缺陷病、肠道外营养所致的胆汁淤积、胆管闭锁等。

4. 母乳喂养与黄疸　临床与母乳喂养相关的黄疸有母乳喂养性黄疸和母乳性黄疸两种，有时可同时存在。

（1）母乳喂养性黄疸：属于早发性黄疸，又称为"缺乏"母乳的黄疸，一般发生于生后 3 ～ 4 天，持续时间一般不超过 10 天，胆红素最高在 15 ～ 20mg/dl，多见于初产妇的婴儿，发生原因与添加口服葡萄糖溶液、哺乳延迟、哺乳次数较少、哺乳量不足及胎便排出延迟有关。母乳喂养性黄疸关键在于预防，具体方法如下。

①母亲要加强母乳喂养，24 小时要哺乳 8 ～ 12 次，不设每次哺乳时间限制，而且要坚持夜间哺乳。

②母亲应掌握正确的哺喂方法，使婴儿有效地吸吮到乳汁，如果新生儿出生后 24 ～ 48 小时不能频繁吸吮时，母亲应将乳汁吸出，用小勺或滴管（不用奶瓶）喂养婴儿，直到新生儿可以直接吸吮为止。

③对胎便排出延迟的新生儿，必要时进行灌肠处理，促进胎便早日排出。

④限制辅助液体的添加。

（2）母乳性黄疸

①属于迟发性黄疸，一般发生在生后 7 天左右，2～4 周达高峰，持续 3 周～ 3 个月，胆红素常大于 20mg/dl，以间接胆红素升高为主，新生儿一般情况良好，吃奶佳，生长发育正常，无溶血或贫血表现，不需停止母乳，胆红素也会恢复正常，如果暂停母乳 2～3 天，胆红素可以明显降低，降低幅度可达30%～50%，再继续母乳喂养，胆红素水平会有轻度升高，但不会超过原先的水平，多见于经产妇的新生儿，足月儿多见。发生原因与某些物质存在于成熟乳中影响肝脏对胆红素的代谢，增加胆红素的肠 - 肝循环，升高血液中胆红素水平。

②处理方法：首先明确诊断，排出其他可能引起黄疸的疾病，如果胆红素小于 20mg/dl，不必停止母乳，如果超过 20mg/dl 可暂停母乳喂养 24～48 小时，可给予光疗，但母亲需要定时吸空乳房维持泌乳。由于母乳性黄疸高峰往往出现在 7 天后，这时足月儿的血脑屏障已发育完善，所以不易发生胆红素脑病，如新生儿出现嗜睡和喂养困难时，须进一步做出处理。

> 胆红素脑病：指高非结合胆红素血症时，游离胆红素通过血脑屏障，沉积于基底神经核、丘脑、丘脑下核、顶核、脑室核、尾状核，以及小脑、延脑、大脑皮质及脊髓等部位，抑制脑组织对氧的利用，导致脑损伤。

5. 新生儿黄疸的处理原则　在诊治过程中既要及时发现有风险的高胆红素血症并进行及时治疗，又要避免对未到风险程度的生理性黄疸进行过多的干预。

【技能要求】

应用蓝光治疗新生儿黄疸。

【操作准备】

1. 准备婴幼儿模特、蓝光箱床、干净衣服、指甲刀、干毛巾、眼罩和布单。

2. 安静环境。

3. 纸和笔。

【操作步骤】

1. 选择适应证：因检测时间的不同，一般血清总胆红素的干预界限值为 122 ～ 256μmol/L（7 ～ 15 mg/dl），当胆红素超过界限值时一般宜考虑采取光照降胆红素措施。不过，这个建议值也只是一个范围，确实根据检测时间不同，以及不同孩子身体状况的差异，采取措施的界限值有所不同。

2. 光照前准备：调整蓝光箱床，检查灯管是否全亮，开灯前要先擦净灯管灰尘，以免影响光线穿透力。确保蓝光床上的衣套干净、干燥并将床内温度预热到患儿舒适温度。

3. 给患儿剪短指甲以免划破皮肤，患儿裸体卧于蓝光床中，遮盖眼睛和生殖器（图 11-33）。

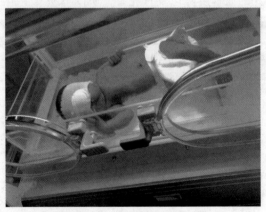

图 11-33　黄疸婴儿蓝光治疗

【注意事项】

1. 治疗过程中观察患儿精神反应及生命体征，注意黄疸部位、程度及变化、大小便颜色与性状，皮肤有无发红干燥、皮疹，有无呼吸暂停、烦躁、嗜睡、发热等。注意吸吮能力、哭声变化。如有抽搐、呼吸暂停、口唇发绀要及时终止光照，给予对症处理。

2. 注意体温变化：注意蓝光箱的温度，避免温度过高，勤测体温，做到每 2～3 小时 1 次，体温控制在 36～37.5℃ 为宜。患儿光照治疗期间应及时补充水分，要准确记录 24 小时出入量。患儿每次喂奶不宜太饱，以免引起呕吐。加强皮肤的护理，注意患儿皮肤、巩膜颜色，了解黄疸消退时间，及时调整治疗方案。

3. 照射蓝光时眼睛和会阴要遮盖保护，蓝光治疗后，孩子可能会出现疲倦和不爱吃奶的现象，这是蓝光治疗的不良反应之一，一般让孩子多喝水，睡觉好，很快就会恢复正常。

教学单元 3　营养性贫血

【教学目标】

掌握营养性贫血的定义及常见原因，掌握营养性贫血母乳喂养的注意事项。

【知识要求】

1. 营养性贫血的定义　营养性贫血由于各种原因导致造血原料供应不足，如铁、叶酸、维生素 B_{12} 等物质相对或绝对地减少，使血红蛋白的形成或红细胞的生成不足，以致造血功能低下的一种疾病。多发于 6 个月至 2 岁的婴幼儿、妊娠期或哺乳期妇女，以及胃肠道等疾病所致营养物质吸收较差的患者。

2. 营养性贫血常见原因　营养性贫血包括缺铁性贫血和营养性巨幼细胞性贫血。

（1）缺铁性贫血：是体内铁缺乏导致的血红蛋白合成减少，临床上以小细胞低色素性贫血，血清铁蛋白减少和铁剂治疗有效为特点的贫血症。常见的原因有先天储铁不足、铁摄入量不足、生长发育因素、铁的吸收障碍、铁的丢失过多。临床首选口服铁剂治疗，常用的药物有硫酸亚铁、富马酸铁、琥珀酸亚铁等（图11-34）。口服胃肠道反应大的或吸收不良的可选用注射铁剂，常用的有右旋糖酐铁、山梨醇铁注射剂及蔗糖铁注射剂等。同时加服维生素C可促进铁的吸收，提高疗效。另外增加饮食营养，多食用富含铁的食物也是必须的（图11-35）。

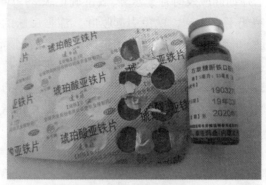

图 11-34　口服铁剂

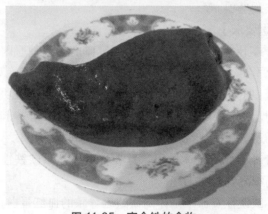

图 11-35　富含铁的食物

（2）营养性巨幼细胞性贫血：是由于维生素 B_{12} 和（或）叶酸缺乏所致的一种大细胞性贫血。主要临床特点是以贫血、神经精神症状、红细胞的胞体变大、骨髓中出现巨幼红细胞为主。增加饮食营养,纠正素食、偏食的不良习惯,用维生素 B_{12} 和(或)叶酸治疗有效(图 11-36)。常见原因为摄入量不足、需要量增加、吸收或代谢障碍。

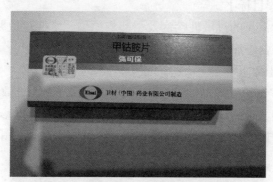

图 11-36　维生素 B_{12}

3. 营养性贫血母乳喂养注意事项

(1) 改善哺乳母亲的饮食营养,纠正素食、偏食的不良习惯。

(2) 对于营养不良性贫血的婴幼儿,由于其抵抗力降低,所以父母要注意居住环境整洁卫生,室内温度适宜,及时增减衣被,严防感冒,避免合并感染而加重病情。也可通过补充葡萄糖和多种氨基酸制剂,帮助其机体功能恢复。

(3) 加强看护,适当减少婴幼儿的活动,保证充足睡眠。对重度贫血婴幼儿注意心脏功能的保护。

(4) 根据婴幼儿的消化能力,适当增加含铁丰富的食物,如精瘦肉、血制品、动物内脏、鱼及蛋类等,并注意膳食合理搭配,以增加铁的吸收。婴儿如以鲜牛乳喂养,必须加热处理以减少牛奶过敏所致肠道失血。

(5) 婴幼儿食品(如谷类制品、牛奶制品等)应加入适量铁剂加以强化铁的吸收,年长儿要防止偏食。

(6) 对早产儿，尤其是低体重的早产儿，建议去儿科营养门诊，根据医嘱给予铁剂预防。

教学单元 4　过敏性疾病

【教学目标】

掌握常见的过敏性疾病及引起的原因，掌握过敏婴儿母乳喂养及辅食添加的注意事项。

【知识要求】

1. 常见的过敏性疾病　主要有支气管哮喘、过敏性鼻炎、过敏性鼻窦炎、过敏性咽喉炎、过敏性结膜炎、荨麻疹、湿疹、过敏性紫癜、药物过敏、食物过敏、过敏性休克等（图 11-37）。

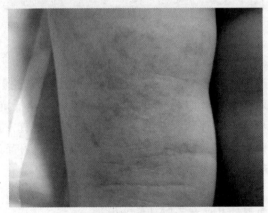

图 11-37　过敏性皮炎

2. 过敏性疾病常见原因

（1）遗传因素：过敏性疾病的内在因素是基因的变异，其发生与家族过敏史有关。

（2）过敏原：是指刺激机体产生抗体或致敏的大分子物质，包括吸入性过敏原（如花粉、尘螨、真菌、某些宠物的皮毛和排泄物，甚至各种昆虫的鳞毛、碎屑等）、食物（如鱼、虾、牛奶、鸡蛋、豆类、桃子、芥末等）和药物（如青霉素、磺胺类药物、碘化物等）。

（3）非特异性因素：人类急剧变化的环境因素、各种理化刺激因素是过敏性疾病上升的主要原因，在皮肤过敏性疾病中尤为多见。几乎有半数婴儿皮损病变的发生及加重与某些物理、化学因素有关。常见的物理因素有寒冷、热、压力、日光照射、运动等。化学因素有食品中的各种添加剂、防腐剂、调味剂和来自汽车废气、发电厂、炼油厂对空气中造成的污染等。其他因素如精神刺激、过度疲劳、感染、内分泌变化、营养失调等，都可导致过敏的发生。

3. 过敏婴幼儿母乳喂养注意事项

（1）妈妈饮食应当以清淡、营养为主，不要使用辛辣、咖啡、葱等刺激性食物，控制高脂肪食物的摄入。过敏体质的妈妈在哺乳期间不要吃已被证实会引起过敏的食物。

（2）在婴儿出生的 6 个月内尽量采用纯母乳喂养，6 个月后再添加辅食。有过敏家族史的婴儿尤其要强调早期的纯母乳喂养，而且应坚持喂母乳 10 ～ 12 个月。

（3）如果婴幼儿对母乳过敏，可选择过敏儿童特制的配方奶粉。

（4）对于过敏的婴幼儿需要添加辅食的，每次仅加入一种，从少量开始，以便观察婴儿胃肠的适应性和接受能力，及时发现婴幼儿是否对这种食物过敏。

（5）过敏体质的婴幼儿接种疫苗应谨慎。

4. 过敏婴幼儿辅食添加注意事项

（1）为减少婴幼儿食物过敏的发生，在给其添加辅食时，要按正确的方法和顺序，先加谷类、其次是蔬菜和水果、然后是肉类。每次只能加一种新食品，并且从少量开始逐步增加。

头两天以 1～2 勺开始, 若婴幼儿消化吸收得很好, 再慢慢增加一些。

(2) 每添加一种新的食物, 要在前一种食物食用 3～5 天后, 婴幼儿没有出现任何异常之后进行。

(3) 食物要呈泥糊状、滑软、易咽, 不要加任何调味剂, 如盐、味精、鸡精、酱油、香油、糖等。

(4) 选用大小合适、质地较软的勺子进行喂食。

(5) 一定要出生满 6 月龄后开始添加辅食, 烹调时尽量选择蒸煮。

(6) 坚持做好婴幼儿的饮食记录。

教学单元 5　上呼吸道感染

【教学目标】

掌握引起上呼吸道感染的原因, 正确区分普通感冒和流感, 掌握上呼吸道感染婴幼儿母乳喂养注意事项。

【知识要求】

1. 引起上呼吸感染的原因

(1) 引起上呼吸道感染的主要原因是各种病原体感染, 其中大多数为病毒, 主要有鼻病毒、呼吸道合胞病毒、流感病毒、副流感病毒、柯萨奇病毒、腺病毒等, 细菌以溶血性链球菌最为常见, 其次为肺炎链球菌、流感嗜血杆菌等。另外, 肺炎支原体也是引起上呼吸道感染的原因。

(2) 婴幼儿机体免疫功能低下, 容易受到细菌、病毒、支原体等病原微生物侵袭。

(3) 婴幼儿呼吸系统尚未发育成熟, 对外界环境变化适应能力较差, 如气候骤变, 寒冷刺激容易引起鼻黏膜舒缩功能紊乱而导致上感发生。

(4)部分婴幼儿属于过敏体质,或者伴有呼吸道过敏性疾病,如哮喘、过敏性鼻炎等容易诱发呼吸道感染或者导致病情迁延不愈。

（5）卫生习惯及生活条件不良，如住处拥挤、通风不良、阳光不足、阴暗潮湿、家长吸烟、护理不周等。

2. 区分普通感冒和流感

（1）发病季节：普通感冒一年四季均可出现，多发生于开春或初冬季节，主要是由于受凉或抵抗力降低有关。而流行性感冒具有一定流行性，容易引起暴发性流行，在非流行性季节很少发生。

（2）临床表现：流行性感冒以全身症状为主，如发热、浑身酸痛乏力、精神萎靡不振。腹泻及呕吐等，而普通感冒则以局部症状为主，如鼻塞、流鼻涕、打喷嚏、咽痛、咳嗽、多痰等。

（3）病原菌：普通感冒主要是由鼻病毒、副流感病毒、柯萨奇病毒、腺病毒、呼吸道合胞病毒等引起，流感主要是由流感病毒引起，包括甲、乙、丙 3 型。

（4）治疗方法：普通感冒多数能够自愈，临床对症治疗即可。而流感除了对症治疗以外，还需要选用抗病毒的药物来进行治疗。

（5）并发症：普通感冒临床并发症较少，而流感会有严重的并发症，如心肌炎、脑炎等。

3. 上呼吸道感染婴幼儿母乳喂养注意事项

（1）提倡母乳喂养，增加营养及时补充体内缺乏的微量元素。

（2）加强婴幼儿体格锻炼以增强抵抗力，按时预防接种。

（3）居住环境要安静，整洁、及时开窗通风，不去人多嘈杂的地方，避免被动吸烟。

（4）注意婴幼儿口腔、鼻及眼的局部清洁，多翻身拍背。

【技能要求】

掌握有效咳嗽的技巧及协助拍背技巧。

【操作准备】

1. 准备婴幼儿模特，干净毛巾，纸巾。

2. 安静环境。

3. 纸和笔。

【操作步骤】

1. 让婴幼儿站位或坐位，上半身稍前倾。

2. 缓慢深吸气，屏气几秒后用力咳嗽，咳嗽时保证腹肌收缩，应用腹部力量协助咳嗽。

3. 停止一阵咳嗽后，将余气尽量排出，休息片刻后再重复上述动作。

4. 母婴护理员将手心处于空掌状态（图11-38），抖动手腕带动手掌在孩子背部从下向上，从外向内（从肺叶到支气管）方向力度适中的拍打（图11-39），如果婴幼儿此时出现咳嗽或者吐出痰液，说明拍背效果较好。

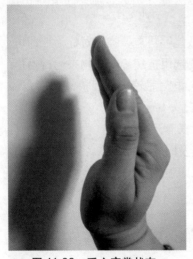

图 11-38　手心空掌状态

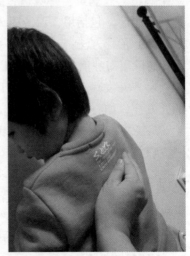

图 11-39　拍背手法

【注意事项】

1. 每次拍背以孩子能够耐受时间为准，一般 5 ～ 10 分钟不等。

2. 除了雾化吸入后常规拍痰，平时缓解咳嗽咳痰也可以采取拍背的辅助治疗方法。

3. 从下向上、从外至内叩击背部，手法连续、力度适中。

教学单元 6　舌系带异常

【教学目标】

熟悉舌系带短的表现，掌握舌系带短的应对及舌系带短婴儿母乳喂养注意事项。

【知识要求】

1. 舌系带短的表现

（1）舌头不能正常自由的前伸，伸舌时伸不出口唇，或伸舌时舌尖呈分叉状或 "W" 形状（图 11-40）。

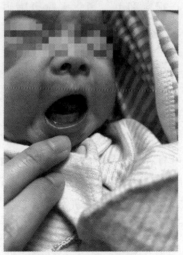

图 11-40　舌系带短婴儿

（2）长牙时由于与下前牙摩擦，易反复形成溃疡。

（3）由于舌系带过短伸舌时舌头受到牵拉从而导致伸出的舌头比正常儿童的短。

（4）喂奶时婴幼儿吃奶裹不住乳头，而出现漏奶现象。

（5）吃饭时较难保持口唇卫生。

（6）讲话不清楚，发音不准确的，如果两岁以后的儿童经过检查后确诊是舌系带过短，就要进行及时治疗，不影响婴幼儿往后的生长及发音，否则当年龄稍大后则影响正常发音。

（7）婴儿张口时舌尖不能上翘，或上翘的动作受限制，不能舔到上齿龈或伸过上唇。

2. 舌系带短的应对　根据患儿年龄及症状给予治疗。

（1）婴儿期治疗：因婴儿牙齿未萌出，牙槽嵴尚未发育，所以显得口底较浅，舌系带的附着点超前、超上等，这些并不一定是异常。随着牙齿萌出、牙槽嵴的发育和舌的不断运动，舌系带附着点会随之逐渐降低，舌系带也会随之不断地松弛增长，所以主要进行观察即可。通常无吮乳障碍者，在婴儿期内急于做舌系带延长术是不合适的，甚至是有害的。但如果下前牙已萌出，因舌系带过短引起舌系带溃疡，应早期手术延长舌系带。如暂时没有手术条件可尝试使用"乳头"护罩，因其前端可达软硬腭交界，婴儿即使无法正常含接，还是可以得到适当刺激，产生吸吮动作。应选用直径最大"乳头"护罩，这是由于舌系带的限制，舌不能杯状卷曲，小"乳头"不利于含接。

（2）手术：可有舌系带切断术和舌系带延长术两种。

①舌系带切断术：两岁以后如果因舌系带过短影响舌前伸，导致言语不清晰，可行舌系带切断术，要注意不要损伤舌下腺导管。

②舌系带延长术：较大患儿或青年患者，比较配合，术后效果好。

（3）术后护理：术后观察有无出血情况，饮食不限，饭后需用生理盐水漱口，如需拆线，术后 5 天拆线，痊愈后多练习卷舌音。

（4）其他：还有应用微波、电离子技术进行舌系带切断矫正术，通过手术方式的改进，使患者更加舒适。

3. 舌系带异常婴儿的母乳喂养注意事项

（1）根据婴儿大小及母亲的乳头情况等，选择长短合适的"护罩"。哺乳时的含接方式与正常的哺乳方式相同。注意尽可能多地含接住护罩贴着乳晕的部分，婴儿下巴抵住母亲的乳房。婴儿吸吮时，"乳头"在婴儿的嘴中，一般情况下，护罩的边缘不会干扰到婴儿的呼吸。但需注意不要让护罩的边缘翻卷遮住婴儿的鼻子。如果婴儿反复移动护罩，则应在上侧边缘用胶布固定，或者在护罩内侧湿润一下，以达更好的贴合。

（2）需要评估护罩的使用是否对婴儿从母亲乳房里转移乳汁有帮助。可观察喂养时的吞咽情况、每日的大小便排出量和体重增长等情况，必要时需要使用精确的体重秤测量婴儿摄入的乳汁量。

（3）如果使用护罩后，婴儿吸吮有改善，但大小便和体重情况却未达理想状态，提示婴儿从母亲乳房里转移乳汁的能力尚未达到良好状态，此时在短期内仍需要结合吸奶器来吸出乳汁，从而促进母亲泌乳，并采用其他替代喂养法，比如结合使用乳旁加奶，直至婴儿的吸吮改进，体重增长良好后逐渐停止吸奶。如果护罩无效则需要尝试其他办法。

（4）使用护罩时会有一些不舒服感受。比如当舌内缩严重时，下牙床暴露在"乳头"下，被触碰后，会引起婴儿咬合反射，这会增加母亲乳头疼痛。一些婴儿软腭较敏感，呕吐反射活跃，护罩也容易增强其反射，此时可以尝试挤些乳汁充满护罩内，这样有利婴儿含接吸吮后立刻有乳汁流出，引出吞咽从而减少呕吐反射。

（5）在有些情况下，需要较长时间地依赖护罩，可达几个月。通常在母亲和婴儿的自信心和母乳喂养能力增强时，可以尝试放弃护罩。可以试着在婴儿已经吃饱开始渐渐入睡但仍在吸吮时移开护罩，或是在一次喂奶过程的中间移走护罩，这需要耐心并多次尝试。

教学单元7　婴幼儿唇腭裂

【教学目标】

掌握唇腭裂婴幼儿如何喂养的问题及喂养的方法和围手术期的喂养。

【知识要求】

1. 唇腭裂婴幼儿喂养问题　唇腭裂婴幼儿由于口腔无法密闭造成吸吮力不足，进食量少，喂养时间长，或无法建立规律的进食模式，喂养困难表现为呛奶、频繁打嗝、食物从鼻腔反流、严重者出现窒息。部分母亲尝试母乳喂养却没有成功，喂养问题在婴儿两个多月时依然明显，家长需要依靠辅助装置喂养婴儿。

影响喂养的因素：

（1）喂养过程障碍，喂养质量不高。唇腭裂婴儿由于无力吸吮母乳或吸奶时间较长，进食时易吞进大量空气，流质食物容易从口角溢出或从鼻孔溢出，导致呛咳，影响婴儿的正常喂食和食物的摄取，使机体能获得的营养物质受限。

（2）家长缺乏喂养知识。有的唇腭裂婴幼儿从一出生就用胃管鼻饲喂养，使婴儿丧失吞咽、咀嚼、胃肠消化功能，致使严重发育障碍。

（3）家人感情淡漠。唇腭裂婴幼儿容貌缺陷，疾病治疗的经济负担，家人指责及旁人的目光，常使父母感到沮丧甚至产生遗弃念头。婴儿哭闹、饥饿也增加了父母的烦躁和疲惫。

（4）医务人员缺乏喂养知识和有效指导。部分医务人员营养知识匮乏，不能胜任对病人进行营养教育的重任，在面对唇腭裂婴幼儿时不能提供个体化的更专业有效的喂养指导。

2. 唇腭裂婴幼儿的喂养方法

（1）早期评估及指导：应在婴儿出生后第一天评估唇腭裂的畸形程度、畸形分类、全身一般情况等。掌握婴儿每周营养摄入量和体重变化，每个月进行身高、体重、胸围、头围等的测量，每三个月进行综合评估。评估婴儿家长的喂养知识、喂养习惯及方法。医务人员和婴儿家长一同制定合理的喂养方案，使家长认识到喂养在婴儿治疗中的重要意义。评估婴儿家长的心理状况，必要时给予支持性的心理指导。

（2）尽可能喂养母乳，告诉母亲母乳喂养的保护作用，比如降低中耳炎的发生，母乳比配方奶容易消化吸收，且提供免疫球蛋白和增加抵抗力。出生后早期进行皮肤接触，婴儿的舔食及初乳的吸吮，都值得尝试。

（3）母乳喂养建议：母亲的乳头较乳胶奶嘴柔软，并且适合婴儿口腔的形状。母亲可自己轻揉乳头，可使乳头突出，然后再让婴儿吸吮。根据经验及唇腭裂婴儿的特点，母亲怀抱婴儿与地面的角度应为45°，处于半竖直体位，或者竖直抱法，减少鼻腔倒流。母亲侧卧位喂奶时，婴儿切忌平卧，以免引起呛咳。婴儿吸吮时可用手指堵住唇裂处，使唇裂处闭合，便于婴儿吸吮。对伴有腭裂的婴儿母乳吸吮有困难时，可采用挤压方式喂奶，即人工挤压乳房，使奶液缓慢进入婴儿口腔。出生4个月以前，喂奶要分几次喂完，中间可暂停，将婴儿竖起拍背。专业人员需评估婴儿的吸吮，如出现婴儿吸吮费力，母亲乳房长时间感觉松软，应及时调整喂养方式。

（4）选择适当的奶嘴及奶瓶，若亲喂无法实现，可挤或吸出乳汁，再用人工方法喂养。选择塑胶的、可以挤压的奶瓶，选择较大较软的奶嘴。十字型的开口较圆洞型的开口好，因为十字型开口在受到压迫时才会打开，婴儿不易呛到。最好使用带有排气孔及节流器的"唇腭裂专用奶瓶奶嘴"。

3. 唇腭裂婴幼儿围手术期喂养

（1）采用手术修复是治疗唇腭裂婴儿的唯一手段。治疗的成功除手术的技巧外，手术后的营养治疗尤为重要。尽管对唇裂修复术后有尽快恢复母乳亲喂的建议，但为了避免影响创口愈合，一般在唇裂修复术后不能马上让婴儿直接吸吮，术后十天可吸吮乳房。唇腭裂修复术婴儿术后创口愈合好坏，与婴儿术后营养状态密切相关。

（2）唇裂术后首选用勺喂，可避免术后伤口疼痛和缝线等影响吸吮，保证术后营养的正常供给。在使用汤匙喂养时，应采取少量多次和缓慢进食的喂养方法。将婴儿抱在腿上或坐在婴儿椅中，用汤匙盛取少量食物，放置在婴儿唇部，鼓励婴儿用唇部去移动汤匙中的食物，喂养速度根据婴儿情况而定。

（3）对于勺喂不适者，可采用特殊的奶瓶奶嘴喂养。喂奶用具采用塑胶可挤压的奶瓶，奶嘴选用为质地柔软、优质的乳胶。奶嘴孔不宜过大，以免引起呛咳。婴儿可采取半坐姿，口内奶液充满量不超过 2ml，使婴儿用很小的吸吮力吸出奶液，这种唇的功能运动有助于创口纤维组织生长，减少瘢痕形成。喂奶后轻拍背部，打嗝后再平放或侧放婴儿，可减少吐奶现象发生，采用间歇喂奶，以免引起婴儿疲劳。

【技能要求】

唇腭裂婴幼儿围手术期喂养。

【操作准备】

1. 准备婴幼儿模特、干净毛巾、汤匙。

2. 安静环境。

3. 纸和笔。

【操作步骤】

1. 唇腭裂婴幼儿围手术期为了避免影响创口愈合，一般在唇裂修复术后不能马上让婴儿直接吸吮，术后十天可吸吮乳房。

2. 唇裂术后首选用勺喂。

3. 将婴儿抱在腿上或坐在婴儿椅中，用汤匙盛取少量食物，放置在婴儿唇部，鼓励婴儿用唇部去移动汤匙中的食物，喂养速度根据婴儿情况而定。

4. 喂奶后轻拍背部，打嗝后再平放或侧放婴儿，可减少吐奶现象发生，采用间歇喂奶，以免引起婴儿疲劳。

【注意事项】

1. 在使用汤匙喂养时，应采取少量多次和缓慢进食的喂养方法。

2. 奶嘴孔不宜过大，以免引起呛咳。婴儿可采取半坐姿，口内奶液充满量不超过 2ml，保证婴儿用很小的吸吮力即可吸出奶液，这种唇的功能运动有助于创口纤维组织生长，减少瘢痕形成。

3. 对于勺喂不适者，可采用特殊的奶瓶奶嘴喂养。喂奶用具采用塑胶可挤压的奶瓶，奶嘴选用为质地柔软、优质的乳胶。

第 3 节　哺乳期乳房常见问题及安全用药

教学单元 1　哺乳期乳房的正常表现

【教学目标】

掌握哺乳期乳房的生理变化及检查要点。

【知识要求】

1. 哺乳期乳房的检查　主要包括母亲乳房发育情况，大多数情况下，专业人员需让母亲知道自己的乳房是正常的，给予她们哺乳的信心。与此同时，可以观察是否存在乳头扁平、乳头凹陷、副乳等状况。是否存在乳头破损，乳房的皮肤是否有瘢痕、红肿、损伤，是否有局部的隆起、凹陷、静脉曲张等，如发现这些异常的外观情况，可以请乳腺专业的医生进行进一步的评估。

检查要点：哺乳期乳房的检查评估包括母亲自身评估和专业人员评估两种。

（1）母亲自身评估

① 乳房外形的评估：包括乳头、乳晕及乳房整体的评估。母亲自评其乳房大小、形态和表面皮肤情况，乳房的形态及大小与乳汁量的多少及哺乳能力的强弱没有相关性，孕期乳房体积增长的多少与产后乳汁的产量也没有相关性。

② 感觉评估：主要是对乳头及乳房自我感觉评估，比如是否舒适、是否存在其他感觉，若感觉疼痛，母亲可描述疼痛的部位、性质、持续时间、与婴儿吸吮的关系及是否合并发热等。正常情况下，哺乳期母亲的乳房不应感觉疼痛，如有并伴随其他情况，则需及时转介专业的医生进行诊断。

③ 泌乳量的评估：亲喂的母亲难以准确测量乳汁量的多少，所以母亲对泌乳量的感觉可能有主观性。有些母亲会因自身乳房胀满感不明显，或婴儿吃吃睡睡，放下就醒而认为泌乳量不足，实际上这并不科学。在乳腺科的门诊中，常遇到患乳腺炎的母亲，即使泌乳量明显大于婴儿的需要量，却因为过度担心乳腺炎复发而频繁排出乳汁，使得泌乳量不断增多，既给自身造成巨大的排乳负担，也增加了乳腺炎的患病风险。

（2）专业人员的评估：往往是在了解母亲的自身评估后有针对性地进行，且评估时需与母亲进行有效的交流，以便获得更多的信息帮助判断，在观察母亲母乳喂养的过程中，同时关注亲子接触、婴儿含乳、体重增长等，切忌随意评判母亲的乳房，乳房外观并不决定其哺乳功能。同时除乳腺专科或有相关资质的医生外，其他人员不能对母亲的乳房进行诊断和治疗。

2. **乳头、乳晕的生理变化**

（1）色素沉着：妊娠期，由于受垂体催乳激素、胎盘生乳素、雌激素、孕激素、生长激素等的影响，乳腺管和腺泡增生，脂肪沉积，孕妇自觉乳房发胀、触痛和麻木感，乳头增大变黑，乳晕变黑，出现色素沉着。

（2）蒙氏结节的形成：乳晕上的皮脂腺肥大形成散在的结节状小隆起，称为蒙氏结节（图 11-41）。大部分蒙氏结节位于乳晕的上方或侧方，正如是哺乳时婴儿鼻子正对的地方，可能是蒙氏结节分泌的液体散发出一定的气味，不仅引导婴儿找到乳头，还能引导婴儿更有效刺激乳头，增加初乳的摄入，从而增加其生存的机会，蒙氏结节在哺乳时的作用远比我们想象的重要。研究显示蒙氏结节较多的母亲，其婴儿出生前几天体重增长得更多，能更好的含接，含接后也能更主动地吸吮。

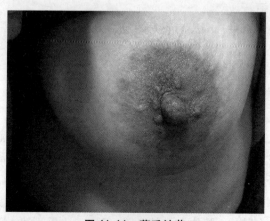

图 11-41　蒙氏结节

【技能要求】

掌握乳腺查体的方法。

【操作准备】

1. 房间光线充足,明亮。

2. 母亲除去衣物,摆好体位。"××女士,请您将上衣脱掉,暴露胸部及腰部,双手叉腰"。

【操作步骤】

1. 接触母亲前用七步洗手法洗净双手,保证双手温度适宜,不宜过凉。

2. 四指并拢,以手指之指腹有序轻压乳房,并提示:"您好,我现在需要对您的乳房进行初步触诊,如有不适请您及时告知我"。

3. 遵循"握手原则",即检查者左手查被检查者右侧乳房,右手查对方左侧乳房;检查顺序应遵循以下原则:健侧优先;由外上→外下→内下→内上→中央区→腋窝及锁骨区;疼痛部位或肿块最后触及。

4. 腋窝淋巴结触诊:遵循顶后内前外的顺序,感受是否有肿大淋巴结。

5. 查体结束,嘱患者整理衣物。"我们的检查结束了,您可以穿上衣服,谢谢您的配合"。

6. 再次清洁双手。

【注意事项】

1. 注意感受皮肤硬度、弹性。

2. 注意是否有压痛,按压的同时询问病人"这里痛吗?"

3. 注意是否有包块:如有,应描述位置、距乳头距离、大小、边缘是否光滑、与周围组织分界是否清楚、有无压痛、活动度情况。例:右侧乳房外上象限 10 点钟方向,距离乳头 3cm 处可触及一个肿块,肿块大小约 2cm×3cm,边界不清,活动度差,无明显压痛。

教学单元 2　哺乳期乳房的常见问题及处理

【教学目标】

掌握哺乳期乳房的常见问题及处理。

【知识要求】

1. 乳头常见问题

(1) 乳头皲裂：是哺乳期常见病之一，轻者仅乳头表面出现裂口，重者局部渗血渗液，日久不愈反复发作易形成小溃疡。母亲在哺乳时往往有撕心裂肺的疼痛感觉，坐卧不安，极为痛苦。

(2) 乳房湿疹：是皮肤的一种非特异性过敏性炎症，由复杂的内外激发因子引起的一种迟发型变态反应。患者对某些物质具有高度的敏感性，每当接触到过敏物质时，即可引起湿疹。外在原因如生活环境、气候条件（严寒、酷热）、日光紫外线照射及皮肤干燥、多汗、搔抓、摩擦、各种动物皮毛、外用药物、某些肥皂、化妆品、染料及人造纤维等刺激，均可诱发湿疹。内在原因有慢性消化系统疾病及内分泌功能紊乱等，内在的病灶、寄生虫、某些食物如鱼、虾等、某些内服药物、失眠、精神紧张、劳累过度等，均可发生或加重乳房湿疹。临床表现具有对称性、渗出性、瘙痒性、多形性和复发性等特点。

(3) 乳头"白疱""白膜"：是指喂养婴儿时，损伤乳头之后，乳头表面组织修复，覆盖在乳管开口，形成一层膜。因为这层膜阻挡了乳管里面的乳汁流出，所以会引起乳汁淤积、疼痛、发热，甚至乳腺炎。白膜的厚度和损伤的轻重及时间的长短也有关系（图 11-42，图 11-43）。

(4) 其他

①乳头红肿：表现为乳头对触痛较为敏感的急性疼痛，是损伤早期。

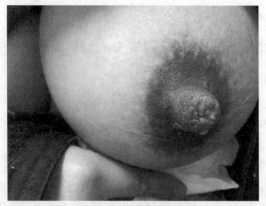

图 11-42 乳头"白疱"

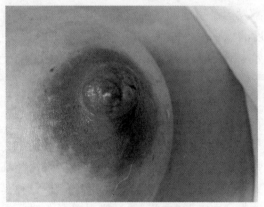

图 11-43 乳头"白膜"

②乳头溃疡：在乳头水疱或乳头皲裂愈合的过程中，若病因未去除，婴儿反复不当吸吮乳头，乳汁反复冲洗创面，创面难以对合、固定、干燥，造成乳头损伤愈合困难，往往在损伤部位出现修复与新鲜创伤并存的局面，部分在原创面出现白色、潮湿的不新鲜组织沉积，形成乳头溃疡。

③乳头角化：在乳头溃疡的创面形成局部质硬、干燥的角

化物。

④乳头缺损：当乳头损伤较为严重，可出现乳头局部皮肤以及皮下组织缺损。

2. 乳房常见问题

(1) 乳汁淤积：乳汁因为导管阻塞而积存在乳腺导管系统中无法有效排出，表现为突然发生的乳房局部胀痛，伴或不伴发热，哺乳后缓解不明显。临床上常是由于乳头过小或者是内陷，乳房过度充盈，乳腺管堵塞等原因造成排乳困难而引起来的。多数不需特殊处理，需要正常哺乳就可缓解，少数需要专业人士进行治疗。乳汁淤积期间婴儿有效地吸吮发挥了重要作用，多数乳汁淤积的母亲发现，多次调整不同姿势后哺乳，淤积的肿块可缓慢消退，也有些母亲采用婴儿鼻尖或下巴对着淤积肿块吸吮的方式取得了一定的效果。在不损伤乳头、乳房的情况下，适当增加哺乳的次数，或者先喂乳汁淤积侧，哺乳时轻揉地按压肿块，也是可以尝试的选择。但需注意自行按压乳房时，避免过度用力，以免造成乳房组织损伤。

(2) 乳腺炎：哺乳期的乳腺炎是发生于乳腺小叶结缔组织的急性炎症 (图 11-44)。临床上以红、肿、热、痛为主要表现，多是由于细菌感染、乳汁淤积和机体抵抗力下降等原因引起的。临床上在对症支持治疗的基础上，有效排出感染乳汁是治疗的关键，必要时可选用敏感抗生素抗感染治疗，治疗期间支持母乳喂养。

(3) 乳腺脓肿：当哺乳期乳腺炎未得到有效控制时，会进一步发展为乳腺脓肿。当患侧乳房出现局部红肿、疼痛加重，甚至出现跳痛，考虑出现乳腺脓肿。查体可见患处皮肤发红、触诊皮温高、压痛明显，部分可触及波动感。超声检查局部探及液性暗区，探头加压后和见液体流动。明确诊断后及时将脓肿引流，传统方式是脓肿充分切开引流术，目前可采取多种引

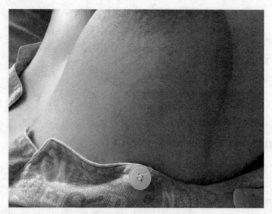

图 11-44　乳腺炎

流方法。例如，超声引导下穿刺冲洗治疗、脓肿置管冲洗引流术等。同时应用抗生素全身抗感染治疗。

3. 乳腺疏通的时机选择

（1）乳腺疏通的时机

①产后3天：产后初期或者生理性乳胀期间，不建议按摩疏通，这个期间的乳房主要是泌乳增多和乳房水肿，疏通按摩会加重乳房的水肿，增加不适感。

②乳汁淤积：首先需要观察乳房是否无红肿、无发热，最好由专业人员鉴别诊断，确定为单纯的乳汁淤积。如果淤积的位置在乳房的边缘，不容易疏通开，不建议按摩；如果淤积位置靠近乳头，首先应增加婴儿吸吮频率，观察淤积肿块的变化，若无减轻可配合手挤奶，必要时可考虑手法疏通，但是要注意操作时间和力度。

③乳腺炎：在确定为乳腺炎之后，我们仍然不建议按摩乳房。发生乳腺炎后，乳房的痛感会让妈妈不敢去触碰乳房甚至不敢喂奶，为了能减轻乳房的负担，可以给予不针对肿块的手排奶，帮助妈妈排出乳汁。

④乳腺脓肿：对于确诊发生乳腺脓肿的妈妈，严禁对乳房进行疏通按摩，以免造成损伤的扩大。

（2）乳腺疏通的注意事项

①疏通时间不宜过长。每次不超过 10 分钟左右，以免造成组织水肿。

②力度不宜过大，避免损伤腺体组织。

③ 急性脓肿期，严禁对乳房进行疏通，以免造成损伤的扩大。

④ 红肿发热期时，应先判断乳房情况，不宜过度过力按摩。

【技能要求】

掌握人工排乳方法。

【操作准备】

1. 准备女性模特、消毒毛巾。

2. 安静环境。

3. 纸和笔。

【操作步骤】

1. 洗净双手,温水清洗双侧乳房,准备已消毒的毛巾和容器。

2. 温水湿敷乳头及乳晕，并擦拭乳房表面皮肤。

3. 双手呈 "C" 字形从乳房基底部收拢腺体组织，乳房塑形。

4. 左手托住乳房，右手将拇指与示指分别放置于乳晕外侧缘，先垂直于胸壁下压乳晕，下压至 1 ～ 2cm，再收拢拇指与示指挤出奶汁。切忌手指与乳房皮肤之间滑动。

5. "十" 字交叉后，继续以上动作，直至全部乳管通畅。

【注意事项】

1. 对于红肿明显部位避免热敷。

2. 避免动作粗暴。

教学单元 3　其他乳房常见疾病

【教学目标】

掌握乳腺增生，乳腺良性肿瘤，乳腺癌的临床表现，了解其基本处理方法。

【知识要求】

1. **乳腺增生**　又称乳腺小叶增生，多见于中、青年妇女。乳腺增生病既非肿瘤，亦不是炎症，而是乳腺组织的周期性增生和复原，主要是由于体内雌孕激素比例失调引起来的，另外与精神因素、心理压力也有一定关系。临床主要表现为乳房胀痛和肿块，呈周期性发作，与月经关系比较密切，胀痛一般于月经前明显，月经后减轻，严重者整个月经周期都有疼痛。治疗以药物为主。

2. **乳腺良性肿瘤**

（1）乳腺纤维腺瘤：是发生于乳腺小叶的无痛性混合肿瘤，约占乳腺良性肿瘤的 3/4，多发病于 20—25 岁年轻女性，病因不明，可能与体内雌激素水平升高或局部组织对雌激素的敏感性增强、基因、环境变化、某些药物的影响等因素有关，也有研究认为垂体泌乳素水平升高与纤维腺瘤的发生相关。临床上患者多无自觉症状，主要表现为乳房内肿块，生长较为缓慢，且无疼痛感，易于推动，月经对肿块无影响。治疗以手术为主（图11-45）。

（2）乳腺导管内乳头状瘤：多见于经产妇，40—50 岁为多。75% 病例发生在大乳管近乳头的壶腹部，瘤体很小，带蒂而有绒毛，且有很多壁薄的血管，故易出血。发生于中小乳管的乳头状瘤常位于乳房周围区域。临床一般无自觉症状，常因乳头溢液污染内衣而引起注意，溢液可为血性、暗棕色或黄色液体。肿瘤小常不能触及，偶有较大的肿块。大乳管乳头状瘤，可在

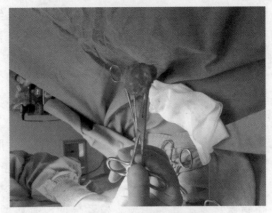

图 11-45　手术切除的纤维瘤

乳晕区扪及直径为数毫米的小结节，多呈圆形、质软、可推动，轻压此肿块，常可从乳头溢出血性液体。治疗以手术为主（图 11-46）。

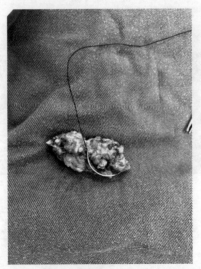

图 11-46　手术切除的乳管内乳头状瘤

（3）脂肪瘤：是体表最常见的良性肿瘤，可以发生在有脂肪的任何结构中，但以体表及乳房最为多见。好发生于30—50岁乳房脂肪丰富的女性，一般为单发。触摸可发现单个，圆形或分叶状柔软的肿块，边界清晰。经超声、乳腺X线等检查可协助诊断。乳腺脂肪瘤极少恶变，一般无须手术，多数对哺乳影响不大。

3. **乳腺癌**　是发生在乳腺腺上皮组织的一种恶性肿瘤（图11-47）。其发病原因尚不明确，但研究表明与乳腺癌家族史、月经初潮早、高龄产妇、未经产、闭经晚、乳腺增生病、避孕药使用、高脂饮食及肥胖等相关。患者早期没有典型的症状，不易引起重视，常通过体检时发现，主要表现为乳腺肿块、乳头溢液、乳房皮肤发生改变、乳头和乳晕异常、腋窝淋巴结肿大等。临床主张采用以手术为主的综合治疗。乳腺癌的预后好坏与多种因素有关，如年龄、肿瘤大小和部位、癌肿有无转移等。

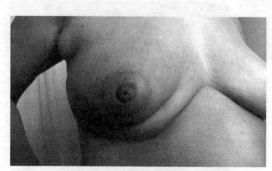

图 11-47　乳腺癌

教学单元4　哺乳期安全用药

【**教学目标**】

掌握药物进入母乳途径及影响药物进入母乳的因素，掌握哺乳期药物安全性分类及特殊药物使用注意事项。

【知识要求】

1. **药物进入母乳的途径**　哺乳期使用的药物主要经过被动扩散和主动转运两种方式进入乳腺组织。其中被动扩散是最常见的运输方式，即药物分子从浓度较高的组织（通常是血液）扩散至周围浓度较低的组织（乳腺细胞和乳汁）。对于那些分子量大、极性强或不能依赖于浓度梯度跨越细胞膜的药物，则通过主动转运的方式进行，这些药物可以被细胞膜表面的蛋白（受体）识别和结合，通过细胞膜上的通道或者转运蛋白转运至细胞内。

2. **影响药物进入母乳的因素**　影响药物进入母乳的因素主要有 3 个方面，即母亲因素、婴儿因素和药物性质，其实在实际应用中，哺乳期母亲的身体状况、婴儿健康状况等因素也会对最终的结果有影响。

（1）母亲因素：药物进入母乳的量与产后乳腺生理变化有关。产妇分娩后的最初几天，也就是初乳阶段，乳腺上皮细胞很小而组织间隙较大，药物、淋巴细胞、免疫球蛋白等物质极易进入乳汁。因此在这个阶段，乳汁中的药物浓度相对要高，但初乳量少，所以新生儿通过初乳获得药量很低。

（2）婴儿因素：主要表现为不同月龄肝、肾功能发育程度对药物代谢的影响也不同。随着月龄的增加，婴儿对药物的清除能力逐渐增加，17 月龄以上婴儿对药物清除能力与成人一致。还有学者根据婴儿的月龄将婴儿暴露于药物的程度分为低风险（6～18 个月及以上），中等程度风险（小于 6 个月）和高风险（新生儿、早产儿及肾功能不全的婴儿），风险程度越低，代表婴儿受母亲药物影响越小。

（3）药物性质

①分子量：如果不同药物除分子量相同外其他化学性质相

近，那么分子量越低的药物越容易透过乳腺上皮细胞膜。

②脂溶性：脂溶性更容易分泌入乳汁。

③表观分布容积（vd）：vd值越大，表示药物在组织中分布越多，反之则在血浆中分布多。

④血浆蛋白结合：通常情况下，血浆蛋白结合率为90%及以上的药物在母乳中分泌量很低，可以安全哺乳。

⑤酸碱度：偏酸性的药物在血液中可以达到相对更高的浓度，而偏碱性的药物分子，一旦进入到乳汁中，就可以维持比血液中相对更高的浓度，而不会因为浓度梯度的关系，扩散到血液中去。

⑥半衰期：大约经过5个半衰期后，约97%的药物从乳汁中消除，半衰期短的药物婴儿相对安全。

⑦相对婴儿剂量：一般情况下，相对婴儿剂量（RID）< 10%药物可以安全地在母乳喂养期间使用。

⑧生物利用度：在可选择的情况下，母乳喂养期间，应尽可能推荐那些生物利用度低甚至不易被吸收入血的给药途径给药。

3. 哺乳期药物安全性分类及特殊药物使用注意事项

（1）哺乳期药物安全性分类：根据哺乳期用药安全性将药物分成L1 ~ L5五类。L1类药物最安全，有大量的临床数据证明母亲在哺乳期间使用该类药物对婴儿没有影响。L2类药物为安全，有一定数量的临床证据表明母亲在哺乳期间使用该药物对婴儿没有影响。L3类药物需要中度安全考量，该类药物对婴儿有潜在影响，但没有严重的毒副作用，使用该类药物前要权衡利弊，只有在母亲的好处大于对婴儿可能产生的潜在坏处时才可以使用。L4类药物是可能有害的药物，有临床证据表明该药物对婴儿或泌乳有坏处。L5类药物是禁忌药物，该药物被证明对婴儿或泌乳会产生危害，无论任何情况都不能使用。

（2）特殊药物使用注意事项

①青霉素类、头孢菌素类：哺乳期间用药相对安全，其在乳汁中的浓度仅为血液浓度的 1/4，但微小剂量的青霉素及头孢类也可以引起过敏反应和耐药菌株的产生，哺乳期婴儿若因之发生凶险的过敏性休克，往往因难以准确诊断，延误抢救时机而致死。

②红霉素类：乳母内服红霉素，特别是通过静脉滴注时，它在乳汁的浓度要比在血液中的浓度高 4 ～ 5 倍，红霉素可引起呕吐、腹泻、腹痛等消化道反应及偶发皮疹，如婴儿吸吮了含大量红霉素的乳汁，可能导致严重的肝功能损害。

③四环素：乳母口服常规剂量的四环素，乳汁中的浓度约为血清浓度的 70%，可使乳儿牙齿黄染、骨骼发育受影响。4—6 个月的乳儿在出牙前，四环素类药物进入体内的危害更大，哺乳期妇女应忌用四环素类抗生素，确需服用时，可用强力霉素代替，强力霉素与钙结合相对要少，不易引起牙的改变。

④氯霉素：常规剂量的氯霉素，乳汁中的浓度约为血液中50%，可影响乳儿的造血系统功能，新生儿和早产儿（特别是出生后第一周）若氯霉素通过乳汁进入体内，可导致"灰婴综合征"的严重中毒。

⑤卡那霉素：乳母肌注常规剂量卡那霉素时，可导致乳儿中毒，卡那霉素是耳毒性抗生素，对听神经和肾有毒性损害，容易致婴儿耳鸣、听力减退和蛋白尿等，给新生儿哺乳的母亲尤当忌用。

⑥磺胺类：虽非绝对禁忌，但其通过乳汁的药量足以使6- 磷酸葡萄糖脱氢酶缺乏的婴儿发生溶血性贫血或由于它可

以从血浆蛋白中置换胆色素而致新生儿黄疸。有报道，初产妇在服用磺胺异噁唑后 2 周内哺乳时，都可能使乳儿发生新生儿黄疸。

⑦止痛药：阿司匹林在血液中大部分是与血浆蛋白结合，不容易进入母乳，母亲偶尔服用阿司匹林对婴儿是无害的，但大剂量摄入也可引起婴儿皮肤发生瘀斑和代谢性酸中毒。

⑧抗惊厥药：苯妥英钠、苯巴比妥和安定均可进入哺乳母亲血液中的药物浓度在正常治疗范围时对婴儿无损害，但如果母亲服用量较大，血液中的药物浓度超过正常范围时，婴儿可表现为反应低下和睡眠过多。

⑨抗甲状腺药：碘剂可存在于母乳中，并可引起婴儿甲状腺肿。硫氧嘧啶可主动转运到母乳，母乳中的药物浓度高于血药物浓度 3 ～ 12 倍，故用药期间应停止母乳喂养，甲巯咪唑可干扰新生儿甲状腺功能而应禁用。

⑩退热药：首选对乙酰氨基酚，不良反应罕有报道。

⑪心血管药物：地高辛、普耐洛尔（心得安）、肼苯达嗪、α-甲基多巴等在母乳中含量非常低，母亲服用常规治疗剂量，对婴儿是安全的。

⑫抗抑郁药：如丙咪嗪、盐酸阿米替林在母乳中的浓度甚微对婴儿无影响。

⑬精神抑制药：如氯丙嗪和其他吩噻嗪类药物在母乳中含量很小，只要母亲服用剂量不超过每日 100mg 就不会引起婴儿的症状。

⑭放射性药物：用于诊断或治疗的任何放射性药物，如放射性碘、镓等均可存在于母乳中，并对婴儿有明显的影响，这些药物的放射活性在脑中可存在数天至数周，在药物的放射活性从母乳中安全清除之前，应暂时中止母乳喂养。

考核单元

1. 判断题（总计 20 分，每题 1 分）

（1）发热分三级：低热、中等热和高热。一般说来，体温升高 1℃，脉搏每分钟增加 10 次。（×）

（2）使用体温计前先将体温计的水银汞柱甩到 35℃ 以下。（√）

（3）协助拍背是操作者将手心处于空心状态，从上向下、从内至外叩击背部，手法连续、力度适中。（×）

（4）由于婴儿食管下段括约肌发育不成熟或神经肌肉协调功能差，可出现反流。往往出现于日间餐时或餐后，又称溢乳。这是生理性胃食管反流。（√）

（5）婴儿因肠绞痛哭闹时，属于正常生理现象，可不做任何处理，喂奶即可。（×）

（6）新生儿最初 3 日内排出的粪便，形状黏稠呈橄榄绿色，无臭味。（√）

（7）蓝光治疗新生儿黄疸应注意眼睛和会阴要遮盖保护。（√）

（8）营养性贫血包括缺铁性贫血和营养性巨幼细胞性贫血。（√）

（9）普通感冒一年四季均可出现，多发生于开春或初冬季节，主要与受凉或抵抗力降低有关。（√）

（10）舌系带短的表现婴儿张口时舌尖不能上翘。（√）

（11）手术修复是治疗唇腭裂婴儿的唯一手段。（√）

（12）乳房的形态及大小与乳汁量的多少及哺乳能力的强弱有相关性。（×）

（13）乳晕上的皮脂腺肥大形成散在的结节状小隆起，称为蒙氏结节。（√）

（14）乳头"白疱"可以阻挡乳管里面的乳汁流出，引起乳汁淤积、疼痛、发热，甚至乳腺炎。（√）

（15）乳房纤维腺瘤多发病于20—25岁年轻女性。（√）

（16）乳腺癌与家族史、月经初潮早、高龄产妇、未经产、闭经晚、乳腺增生病、避孕药使用、高脂饮食及肥胖等相关。（√）

（17）婴儿随着月龄的增加，对药物的清除能力逐渐增加，17月龄以上婴儿对药物清除能力与成人一致。（√）

（18）哺乳期药物安全性分类为L4类药物是可能有害的药物，有临床证据表明该药物对婴儿或泌乳有坏处。（√）

（19）母亲偶尔服用阿司匹林对婴儿是无害的，但大剂量摄入也可引起婴儿皮肤发生瘀斑和代谢性酸中毒。（√）

（20）研究显示蒙氏结节较多的母亲，其婴儿出生前几天体重增长得更多，能更好地含接，含接后也能更主动地吸吮。（√）

2. 选择题（总计40分，每题2分）

（1）发热的分级中，低热为腋下体温____℃。（B）

A. 36.1～37.0　　　　　B. 37.3～38.0

C. 38.1～39.0　　　　　D. 39.1～41.0

（2）使用体温计前先将体温计的水银汞柱甩到____℃以下。（B）

A. 34　　　　　　　　B. 35

C. 36　　　　　　　　D. 37

（3）咳嗽的常见原因为____。（D）

A. 感冒、肺炎、支气管炎

B. 原发性肺癌、转移性肺癌、支气管癌

C. 吸入粉尘、花粉、尘螨

D. 以上都有

（4）协助拍背技巧以下说法正确的是____。（B）

A. 协助拍背操作者将手心处于实心状态，使劲拍打

B. 协助拍背操作者将手心处于空心状态，从下向上、从外至内叩击背部，手法连续、力度适中

C. 协助拍背操作者将手心处于空心状态，从上向下、从外至内叩击背部，手法连续、力度适中

D. 协助拍背操作者将手心处于空心状态，使劲拍打

(5) 咳嗽婴儿母乳喂养注意事项是____。(D)

A. 注意喂养的速度，不要让婴儿吃得太快避免呛到

B. 夜间抬高婴儿头部

C. 可以给婴儿喝鲜果汁，果汁应选刺激性小的苹果汁和梨汁

D. 以上都有

(6) ____不属于腹痛婴儿母乳喂养注意事项。(B)

A. 避免吃辛辣刺激性食物

B. 喂后快速让婴儿睡觉

C. 婴儿喂乳时避免喂食过饱

D. 哭闹的婴儿可轻轻地进行腹部按摩消除胀气

(7) 腹部触诊检查的方法正确的是____。(A)

A. 用掌指关节和腕关节协同以旋转或滑动触诊

B. 用指尖点式摁压

C. 用大鱼际摁压的方法

D. 用指尖顺时针旋转

(8) 反跳痛的定义正确的是____。(D)

A. 第 4、第 5 肋间的胸骨部疼痛

B. 用指尖点式摁压疼痛

C. 某些疾病因温度的变化而产生的疼痛

D. 用手触诊腹部出现压痛后，手指于原处稍停片刻，然后迅速抬起，如果疼痛加重即为反跳痛

(9) 血中胆红素主要来源于____。(B)

A. 葡萄糖   B. 血红素

C. 蛋白质   D. 脂肪

（10）游离胆红素在肝细胞内与葡萄糖醛酸结合形成葡萄糖醛酸胆红素，称为____。（A）

A. 结合胆红素   B. 尿胆原

C. 氧化为尿胆原   D. 以上都不是

（11）营养性贫血多发于__的婴幼儿。（B）

A. 1个月至1岁   B. 6个月至2岁

C. 10个月至2岁   D. 1岁至2岁

（12）婴幼儿辅食添加原则不正确的是__。（A）

A. 多种到单种   B. 从细小到粗大

C. 从稀到稠   D. 从少量到多量

（13）过敏性疾病常见原因有____。（D）

A. 遗传因素   B. 过敏原

C. 非特异性因素   D. 以上都有

（14）引起婴幼儿上呼吸道感染的常见原因不包括____。（D）

A. 病毒   B. 婴儿呼吸系统尚未发育成熟

C. 部分婴儿属于过敏体质 D. 牙周病

（15）唇腭裂婴幼儿围手术期喂养正确的是__。（D）

A. 唇裂术后首选用勺喂

B. 一般在唇裂修复术后不能马上让婴儿直接吸吮，术后十天可吸吮乳房

C. 喂养时，应采取少量多次和缓慢进食的喂养方法

D. 以上都有

（16）乳房外形评估不包括__。（B）

A. 乳房大小   B. 乳头溢液

C. 乳房表面皮肤   D. 乳房形态

（17）乳腺查体触诊检查顺序因遵循以下原则正确的

是____。(A)

A. 由外上→外下→内下→内上→中央区→腋窝及锁骨区

B. 由外上→外下→内上→内下→中央区→腋窝及锁骨区

C. 由内下→内上→外上→外下→中央区→腋窝及锁骨区

D. 由内上→内下→外上→外下→中央区→腋窝及锁骨区

(18) 哺乳期常见的乳头问题为__。(D)

A. 乳头皲裂　　　　　B. 乳头红肿

C. 乳头缺损　　　　　D. 以上都有

(19) 乳腺癌主要表现为__。(D)

A. 乳腺肿块　　　　　B. 乳头溢液

C. 乳房皮肤发生改变　D. 以上都有

(20) 影响药物进入母乳的因素正确的是____。(D)

A. 母亲因素　　　　　B. 婴儿因素

C. 药物性质　　　　　D. 以上都有

3. 技能实操题（40 分，考核分数 ×0.4）

指导婴幼儿有效咳嗽及协助拍背

考生姓名		身份证号码			
准考证号		总计得分	考评员	复核人	考评日期
本题得分					

考核时间：20 分钟；成绩满分为 100 分，60 分及以上为合格。

考评目标：

1. 检验学员对于婴幼儿咳嗽知识的掌握程度。

2. 检验学员协助拍背手法及技巧。

准备要求：

1. 考场准备（每人一份）：设备与设施准备。

序号	名称	规格与要求	单位	数量	考位设置	备注
1	婴儿模特	模特头需可以转动，嘴可以开合，各关节需能够弯曲，且要穿有全套内外衣裤	个	1	5	1. 考场使用面积50平米左右，设置考位5个，以满足5个考生同时进行操作技能考试的需要 2. 考场应干净整齐。通风、照明设施良好，上下水畅通、220V电源
2	干毛巾	独立包装消毒的干毛巾	块	1		

2.考生准备：衣帽穿戴整齐，用七步洗手法洗手。

考核内容：

1.本题分值：100分。

2.考核时间：20分钟。

3.考核形式：实际操作。

4.具体考核要求：监考人员准备婴儿模特，考生根据操作流程完成协助拍背，并向监考人员汇报拍背注意事项。对于不便于实操的，考生可以模拟操作并配合口述。

5.否定项说明：若考生发生婴儿模特掉落，则应及时终止其考试，考生该试题成绩计为零分。

配分及评分标准：

序号	考核内容	考核要点	配分		评分标准	扣分	得分
1	工作准备	(1) 准备婴幼儿模特、干净毛巾 (2) 安静环境 (3) 纸和笔	10	5	物品准备少一项，扣1分		
				5	环境吵闹，扣5分		

序号	考核内容	考核要点	配分		评分标准	扣分	得分
2	操作程序	(1) 接触物品前用七步洗手法洗手 (2) 让婴幼儿站位或坐位，上半身稍前倾 (3) 缓慢深吸气，屏气几秒后用力咳嗽，咳嗽时保证腹肌收缩，应用腹部力量协助咳嗽 (4) 停止一阵咳嗽后，将余气尽量排出，休息片刻后再重复上述动作 (5) 母婴护理员将手心处于空掌状态，抖动手腕带动手掌在孩子背部从下向上，从外向内（从肺叶到支气管）方向力度适中的拍打 (6) 如果婴幼儿此时出现咳嗽或者吐出痰液，说明拍背效果较好	60	10	(1) 未洗手，扣 10 分		
				5	(2) 未让婴幼儿上半身稍前倾，扣 5 分		
				10	(3) 未应用腹部力量协助咳嗽，扣 10 分		
				10	(4) 停止一阵咳嗽后，未将余气尽量排出，休息片刻后再重复上述动作，扣 10 分		
				5	(5) 未将手心处于空掌状态，扣 5 分		
				5	(6) 叩击方向错误，扣 5 分		
				10	(7) 如果婴幼儿出现咳嗽或者吐出痰液未用干毛巾擦拭，扣 10 分		
				5	(8) 未清洁整理工作环境，扣 5 分		
3	操作后	整理用物，洗干净双手	10	5	(1) 未整理用物，扣 5 分		
				5	(2) 未洗手，扣 5 分		

续表

序号	考核内容	考核要点	配分		评分标准	扣分	得分
4	注意事项	(1) 一次拍背以孩子能够耐受时间为准，一般 5～10 分钟不等 (2) 除了雾化吸入后常规拍痰，平时缓解咳嗽咳痰也可以采取拍背的辅助治疗方法 (3) 从下向上、从外至内叩击背部，手法连续、力度适中	20	5	(1) 拍背时间过短或过长，扣 5 分		
				10	(2) 手法不连续、力度过重，扣 10 分		
				5	(3) 规定时间内未完成工作，每超过 2 分钟，扣 1 分，扣完为止		
5	否定项	若考生发生下列情况，则应及时终止其考试，考生该试题成绩计为零分。 婴儿模特摔落。					
合计			100	100			

参 考 文 献

[1] 陈孝平，汪建平，赵继宗 . 外科学 .9 版 . 北京：人民卫生出版社，2018.

[2] 王卫平，孙琨，常立文 . 儿科学 .9 版 . 北京：人民卫生出版社，2018.

[3] 万学红，卢雪峰 . 诊断学 .9 版 . 北京：人民卫生出版社，2018.

[4] 任钰雯，高海凤 . 母乳喂养理论与实践 . 北京：人民卫生出版社，2018.

[5] 张保宁 . 乳腺肿瘤学 . 北京：人民卫生出版社，2013.

[6] 简雅娟 . 母婴护理学 .3 版 . 北京：人民卫生出版社，2017.

[7] 中国营养学会膳食指南修订专家委员会妇幼人群指南修订专家工作组 .
6 月龄内婴儿母乳喂养指南 . 临床儿科杂志，2016，34(4): 281-291.

[8] 中国营养学会膳食指南修订专家委员会妇幼人群指南修订专家工作组 .
7—24 月龄婴幼儿喂养指南 . 临床儿科杂志，2016，34(5): 381-387.

[9] 中华医学会儿科学分会儿童保健学组，中华医学会围产医学分会，中
国营养学会妇幼营养分会 . 母乳喂养促进策略指南（2018 版）. 中华
儿科杂志，2018，56(4): 261-266.

彩　　图

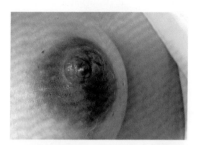

图 5-2　乳头乳晕

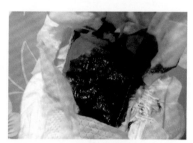

图 11-18　胎便

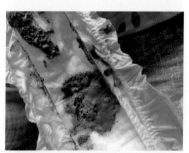

图 11-19　人工喂养儿粪便

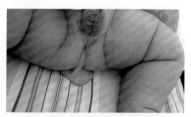

图 11-20　母乳喂养儿粪便

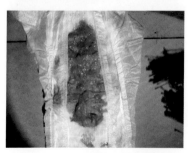

图 11-21　混合喂养儿粪便

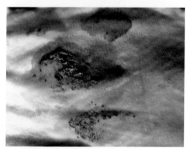

图 11-22　绿色粪便

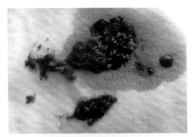

图 11-23　黏液脓血便

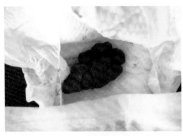

图 11-24　便秘儿童粪便

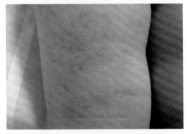

图 11-37　过敏性皮炎

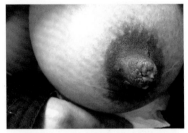

图 11-42　乳头"白疱"

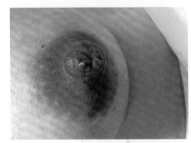

图 11-43　乳头"白膜"

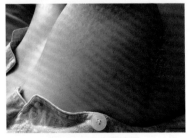

图 11-44　乳腺炎

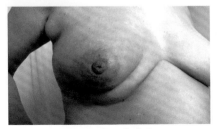

图 11-47　乳腺癌